中医历代名家学术研究丛书

主编 潘桂娟

石琳 编著

傅山

Academic Research Series of Famous
Doctors of Traditional Chinese
Medicine through the Ages

"十三五"国家重点图书出版规划项目

U0307947

中国中医药出版社

·北 京·

图书在版编目（CIP）数据

中医历代名家学术研究丛书．傅山／潘桂娟主编；石琳编著．
—北京：中国中医药出版社，2017.9
ISBN 978-7-5132-4246-2

Ⅰ．①中… Ⅱ．①潘… ②石… Ⅲ．①中医临床—经验—中国—明代 Ⅳ．① R249.1

中国版本图书馆 CIP 数据核字（2017）第 117386 号

中国中医药出版社出版

北京市朝阳区北三环东路 28 号易亨大厦 16 层
邮政编码　100013
传真　010 64405750
河北新华第二印刷有限责任公司印刷
各地新华书店经销

开本 880×1230　1/32　印张 6.5　字数 166 千字
2017 年 9 月第 1 版　2017 年 9 月第 1 次印刷
书号　ISBN 978 - 7 - 5132 - 4246 - 2

定价　45.00 元
网址　www.cptcm.com

社 长 热 线　010-64405720
购 书 热 线　010-89535836
侵 权 打 假　010-64405753

微信服务号　zgzyycbs
微商城网址　https://kdt.im/LIdUGr
官方微博　http://e.weibo.com/cptcm
天猫旗舰店网址　https://zgzyycbs.tmall.com

如有印装质量问题请与本社出版部联系（010 64405510）
版权专有　侵权必究

项目来源及国家重点图书出版计划

2005 年度国家"973"计划课题"中医理论体系框架结构与内涵研究"（编号：2005CB532503）

2009 年度科技部基础性工作专项重点项目"中医药古籍与方志的文献整理"（编号：2009FY120300）子课题"古代医家学术思想与诊疗经验研究"

2013 年度国家"973"计划项目"中医理论体系框架结构研究"（编号：2013CB532000）

国家中医药管理局重点研究室"中医理论体系结构与内涵研究室"建设规划

"十三五"国家重点图书、音像、电子出版物出版规划（医药卫生）

前言

中医理论肇始于《黄帝内经》《难经》，本草学探源于《神农本草经》，辨证论治及方剂学发轫于《伤寒杂病论》。在此基础上，历代医家结合自身的思考与实践，提出独具特色的真知灼见，不断革故鼎新，充实完善，使得中医药学具有系统的知识体系结构、丰富的原创理论内涵、显著的临床诊治疗效、深邃的中国哲学背景和特有的话语表达方式。历代医家本身就是"活"的学术载体，他们刻意研精，探微索隐，华叶递荣，日新其用。因此，中医药学发展的历史进程，始终呈现出一派继承不泥古、发扬不离宗的繁荣景象。

中国中医科学院中医基础理论研究所，自 2008 年起相继依托 2005 年度国家"973"计划课题"中医学理论体系框架结构与内涵研究"、2009 年度科技部基础性工作专项重点项目"中医药古籍与方志的文献整理"子课题"古代医家学术思想与诊疗经验研究"、2013 年度国家"973"计划项目"中医理论体系框架结构研究"，以及国家中医药管理局重点研究室"中医理论体系结构与内涵研究室"建设规划，联合北京中医药大学等 16 所高等院校及科研和医疗机构的专家、学者，选取历代具有代表性或学术特色突出的医家，系统地阐释与解析其代表性学术思想和诊疗经验，旨在发掘与传承、丰富与完善中医理论体系，为提升中医师理论水平和临床实践能力和水平提供参考和借鉴。本套丛书即是此系列研究阶段性成果总结而成。

综观历史，凡能称之为"大医"者，大都博览群书，学问淹博赅洽,集百家之言,成一家之长。因此,我们以每位医家独立成书,尽可能尊重原著,进行总结、提炼和阐发。此外,本丛书的另一个特点是,将医家特色学术观点与临床实践相印证,尽可能选择一些典型医案,用以说明理论的实践价值,便于临床施用。本丛书现已列入《"十三五"国家重点图书、音像、电子出版物出版规划》中的"医药卫生"重点图书出版计划,并将于"十三五"期间完成此项出版计划,拟收载历代 102 名中医名家,总字数约 1600 万。

丛书各分册作者,有中医基础学科和临床学科的资深专家、国家及行业重点学科带头人,也有中青年教师、科研人员和临床医师中的学术骨干,分别来自全国高等中医院校、科研机构和临床单位。从学科分布来看,涉及中医基础理论、中医各家学说、中医医史文献、中医经典及中医临床基础、中医临床各学科。全体作者以对中医药事业的拳拳之心,共同努力和无私奉献,历经数年成就了这份艰巨的工作,以实际行动切实履行了传承、运用、发展中医药学术的重大使命。

在完成上述科研项目及丛书撰写、统稿与审订的过程中,研究团队暨编委会和审订委员会全体成员,精益求精之心始终如一。在上述科研项目负责人、丛书总主编、中国中医科学院中医基础理论研究所潘桂娟研究员主持下,由常务副主编张宇鹏副研究员、陈曦副研究员及各分题负责人——翟双庆教授、刘桂荣教授、郑洪新教授、邢玉瑞教授、钱会南教授、马淑然教授、文颖娟教授、陆翔教授、杨卫彬研究员、崔为教授、柳亚平副教授、江泳副教授、王静波博士等，以及医史文献专家张效霞副教授，分别承担或参与了团队的组织和协调，课题任务书和丛书编写体例的起草、修订和具体组织实施，各单位课题研究任务的落实和分册文稿编写和审订等工作。编委会还多次组织工作会议和继续教育项目培训，组织审订委员会专家复审和修订；最终由总主编逐册复审、修订、统稿并组织作者再次修订各分册文稿。自 2015 年 6 月开始，编委会将丛书各分册文稿陆续提交中国中医药出版社，拟于 2019 年 12 月之前按计划完成本套丛书的出版。

2016 年 3 月，国家中医药管理局颁布了《关于加强中医理论传承创新的若干意见》，指出"加强对传承脉络清晰、理论特色鲜明的古代医家的学术思想研究，深入研究中医对生命、健康与疾病认知理论，系统总结中医养生保健、防病治病理论精华，提升中医理论指导临床实践和产品研发的能力，切实传承中医生命观、健康观、疾病观和预防治疗观"。上述项目研究及丛书的编写，是研究团队对国家层面"加强中医理论传承与创新"号召的积极响应，体现了当代中医学人敢于担当的勇气和矢志不渝的追求！通过此项全国协作的系统工程，凝聚了中医医史、文献、理论、临床研究的专门人才，培育了一支专业化的学术队伍。

在此衷心感谢中国中医科学院及其所属中医基础理论

研究所、中医药信息研究所、研究生院，以及北京中医药大学、陕西中医药大学、山东中医药大学、云南中医学院、安徽中医药大学、辽宁中医药大学、浙江中医药大学、成都中医药大学、湖南中医药大学、长春中医药大学、黑龙江中医药大学、南京中医药大学、河北中医学院、贵阳中医药大学、中日友好医院等16家科研、教学、医疗单位，对此项工作的大力支持！衷心感谢中国中医药出版社有关领导及华中健编审、伊丽紫博士及全体编校人员对丛书编写及出版的大力支持！

本丛书即将付梓之际，百余名作者感慨万千！希望广大读者透过本丛书，能够概要纵览中医药学术发展之历史脉络，撷取中医理论之精华，传承千载临床之经验，为中医药学术的振兴和人类卫生保健事业做出应有的贡献！

由于种种原因，书中难免有疏漏之处，敬请读者不吝批评指正，以促进本丛书不断修订和完善，共同推进中医药学术的继承与发扬！

《中医历代名家学术研究丛书》编委会

2016 年 9 月

凡
例

一、本套丛书选取的医家，均为历代具有代表性或特色学术思想与临床经验的名家，包括汉代至晋唐医家6名、宋金元医家18名、明代医家25名、清代医家46名、民国医家7名，总计102名。每位医家独立成册，旨在对医家学术思想与诊疗经验等内容进行较为详尽的总结阐发，并进行精要论述。

二、丛书的编写，本着历史、文献、理论研究有机结合的原则，全面解读、系统梳理和深入研究医家原著，适当参考古今有关该医家的各类文献资料，对医家学术思想和诊疗经验，加以发掘、梳理、提炼、升华、概括，将其中具有理论意义、实践价值的独特内容阐发出来。

三、丛书在总体框架上，要求结构合理、层次清晰；在内容阐述上，要求概念正确、表述规范，持论公允、论证充分，观点明确、言之有据；在分册体量上，鉴于每个医家的具体情况不同，总体要求控制在10万～20万字。

四、丛书每一分册的正文结构，分为"生平概述""著作简介""学术思想""临证经验"与"后世影响"五个独立的内容范畴。各分册将拟论述的内容按照逻辑与次序，分门别类地纳入以上五个内容范畴之中。

五、"生平概述"部分，主要包括医家姓名字号、生卒年代、籍贯等基本信息，时代背景、从医经历以及相关问题的考辨等。

六、"著作简介"部分，逐一介绍医家的著作名称（包括现存、已经亡佚又经后人辑复的著作）、卷数、成书年代、主要内容、学术价值等。

七、"学术思想"部分，分为"学术渊源"与"学术特色"两部分进行论述。前者重在阐述医家之家传、师承、私淑（中医经典或前代医家思想对其影响）关系，重点发掘医家学术思想的历史传承与学术渊源；后者主要从独特的学术见解、学术成就、学术特点等方面，总结医家的主要学术思想特色。

八、"临证经验"部分，重点考察和论述医家学术著作中的医案、医论、医话，并有选择地收集历代杂文笔记、地方志等材料，从中提炼整理医家临床诊疗的思路与特色，发掘、总结其独到的诊治方法。此外，还根据医家不同情况，以适当方式选录部分反映医家学术思想与临证特色的医案。

九、"后世影响"部分，主要包括"学术影响与历代评价""学派传承（学术传承）""后世发挥"和"国外流传"等内容。其中，对医家的总体评价，重视和体现学术界共识和主流观点，在此基础上，有理有据地阐明新见解。

十、附以"参考文献"，标示引用著作名称及版本。同时，分册编写过程中涉及的期刊与学位论文，以及未经引用但能体现一定研究水准的期刊与学位论文也一并列出，以充分体现对该医家研究的整体状况。

十一、附以丛书全部医家名录，依照年代时间先后排列，以便查检。

十二、丛书正文标点符号使用，依据《中华人民共和国国家标准标点符号用法》（GB/T 15834–2011）。医家原书中出现的俗字、异体字等一律改为简化正体字，个别不能对应简化字的繁体字酌予保留。

《中医历代名家学术研究丛书》编委会

2016 年 9 月

内容提要

　　傅山，初名鼎臣，字青竹，后改名山，改字青主；生于明万历三十五年（1607），卒于清康熙二十三年（1684），山西阳曲（今山西太原）人，明末清初著名医家，代表著作为《傅青主女科》，在妇科学上有许多开创性的建树。其以五行学说指导临床，重视气化；临证充分运用脏腑和奇经理论，尤重肝脾肾；不仅继承发扬了前代妇科理论，而且在妇科常见病诊治方面多有异于前人的创见，还创制了许多卓有成效的妇科良方，如完带汤、固本止崩汤、温经摄血汤、生化汤、易黄汤、清经散、两地汤、调肝汤、定经汤、养精种玉汤等。本书内容包括傅山的生平概述、著作简介、学术思想、临证经验、后世影响等。

傅山，初名鼎臣，字青竹，后改名山，改字青主；生于明万历三十五年（1607），卒于清康熙二十三年（1684），山西阳曲（今山西太原）人，明末清初著名医家，代表著作为《傅青主女科》，在妇科学上有许多开创性的建树。其以五行学说指导临床，重视气化；临证充分运用脏腑和奇经理论，尤重肝脾肾；不仅继承发扬前代妇科理论，而且在妇科常见病诊治方面多有异于前人的创见，还创制了许多卓有成效的妇科良方，如完带汤、固本止崩汤、温经摄血汤、生化汤、易黄汤、清经散、两地汤、调肝汤、定经汤、养精种玉汤等。

关于傅山的学术研究情况，经在中国知网（CNKI）检索，自1949年至2015年，以傅青主为主题词，学术论文1231篇，学位论文62篇，会议论文54篇；以傅青主女科为主题词，学术论文914篇，学位论文43篇，会议论文39篇；以傅山为主题词，学术论文1094篇，学位论文89篇，会议论文42篇；以其所创方剂为主题词检索，则更多，仅完带汤就有学术论文331篇；相关研究著作4部。总体而言，以往相关研究对傅山的生平、籍贯、著作版本、女科理论、女科方药应用、后世影响及医学领域之外的成就等各方面都有所阐发，从多方面展示了傅山的学术成就。但以往的论文著作，多侧重于傅山某一方面学术特点的探讨，如对带下病的诊治、用药特色等方面阐发得比较透彻；而对于傅山所处的时代背景、学术渊源、学术特色、临证经验、后世影响等，尚缺乏比较深入、系统的研究和总结。

本次整理研究，在既往相关研究的基础上，充分收集与傅山相关的传记、轶事、医话、医案等文献资料，从不同角度、不同层面加以充分挖掘；以傅山学术思想中贡献最大的妇科病辨治体系为主线，展示傅山妇科辨治体系的构成，包括妇科病的病因病机、治则治法、代表方药及临床运用等。此外，还总结了后世医家对傅山妇科病辨治理论和临证经验的继承与发展。

本次整理研究依据的傅山著作版本：人民卫生出版社2006年出版的《傅青主女科》。同时，参考了中国医药科技出版社2011年出版的《傅青主女科》。

在此，衷心感谢参考文献的作者以及支持本项研究的各位同仁！

北京中医药大学　石琳

2015年6月

目录

傅山

山

生平概述

　　傅山初名鼎臣，字青竹，后改名山，改字青主，生于明万历三十五年（1607），卒于清康熙二十三年（1684），山西阳曲（今山西太原）人。傅山经历了明代的万历、泰昌、天启、崇祯四朝以及清代初期的顺治、康熙二朝，是明末清初著名的思想家、医学家、学者，在哲学、医学、儒学、佛学、诗歌、书法、绘画、金石、武术、考据等方面无所不通，代表著作有《霜红龛集》《傅青主女科》等。梁启超将其与顾炎武、黄宗羲、王夫之、李颙、颜元一起称为"清初六大师"。在历史上有"学海"之誉和"医圣"之名。

一、时代背景

　　傅山出生的明万历年间，除了最初由张居正实际掌权的十年是被历史学家称作"明王朝暮色中的最后的耀眼光辉"外，之后就江河日下，朝廷上下人心浮动、怪案迭出、党派蜂起、议论横生。朝廷上层的黑暗，封建制度的腐朽，使整个明后期吏治更加腐败，军队涣散、财政亏空、赋税加重、民变和兵变此起彼伏。特别是天启年间，魏忠贤坑害贤良，遍置党羽，广大人民在各地掀起的反封建起义浪潮遍及全国，预示着一场大动荡的来临。崇祯元年，陕西大饥，王嘉胤聚饥民反于府谷，正式宣告明末农民大起义爆发。起义席卷陕西、山西、湖南、湖北、四川等地，而傅山的家乡山西则成为起义的根据地之一。崇祯十七年（1644），在李自成等农民军和关外日益强大的清兵的夹击下，崇祯自缢，明朝覆亡，三百年帝国终于轰然垮塌。

纵观整个明后期，全国处于一片风雨飘摇之中，社会动荡不安，起义风起云涌，政党倾轧。明亡后，清兵入关，战火又从长城内外蔓延到大江南北以至全国，持续时间达 20 余年之久。傅山就生活在这样一个山河骤变、动荡不安的背景下。他不仅体味到明末社会政治的腐朽与窳败，也经历了明末农民大起义的血腥与动乱，更体验了改朝换代之际的巨大痛苦。这一切都对他的人格和作品产生了重大影响。

明代中后期出现了资本主义萌芽，商品经济推动着对外交流、科学技术和文化的发展。然而，明末经济却是发展与破坏同在，奢华与贫苦并存。在前期改革基础之上，明朝社会经济发展到前所未有的水平。农业各种经济作物迅速发展，手工业生产水平空前提高，形成了相对集中繁荣的经济区域。经济的空前繁荣，促使全国兴起很多商业发达的城市，尤以南北两京最为繁荣。然而地主阶级奢华成风、明神宗毫无节制地铺张浪费，极力搜刮金钱。这样的强征豪取，对经济的掠夺极度严重，明末经济经过这么一场大浩劫，满目疮痍。

在政治经济影响之下，晚明是中国古代一个思想活跃的时期。商品经济繁荣，激发了以挣脱封建伦理传统礼教束缚为目的的早期启蒙思潮的兴起。

朱元璋建立全国统一政权后，鉴于元朝灭亡的教训，竭力加强中央专制集权制。重视争取团结忠实于封建统治阶级的知识分子，为了造就所需要的人才，采用刘基的建议，设科举，以八股文取士，考试内容宗《四书》《五经》，主朱熹说，推崇八股文，代圣贤立言，把知识分子的思想束缚在程朱理学范围内。八股取士的学风，对医学研究中的尊经崇古，故弄玄虚，不思革新等不良风气，起了推波助澜的作用，但是也把一批知识分子推入医学领域，这对于提高医务人员的文化素质和研究水平在客观上是有利的。

晚明学术界对传统理学进行了批判，认为程朱理学虚伪无用，造就的只是一批批无思想、无人格、无实际本领的读书人。最先起来反对程朱理学的是王阳明。他看到外在道德律令与主体道德行为的分裂造成普遍作伪风气，于是大力扫除这种虚伪学说，提倡"知行合一"与"良知"。他提倡心学，反对程朱理学对人的束缚，反对装模作样的道学，反对把多样化的个性强制地塑造为一个模式，提倡率真进取的作风、自由发展的个性、多样化的人生。继王阳明之后竖起反理学大旗的是李贽。李贽公然以"异端之尤"自居，向维护传统伦理的意识形态展开全面批判，传统的礼仪之辨、义利之辨、情理之辨、君臣之辨、男女之防、尊卑贵贱、等级名分等，统统在其扫荡之列。这种"异端"思想也给傅山带来强烈冲击，对其思想体系的建立产生了根本影响。

傅山痛感明朝政治腐败、朝纲不振，作为充满忧患意识的进步知识分子，为了挽救日落西山的明王朝，他极力提倡经世致用之学，扫除当时占统治地位的理学，提倡帝业文章、经世之文。当时文坛占统治地位的是理学家的空谈理性，傅山对当时的八股文深恶痛绝，他认为八股制的推行，使思想僵化，把许多原本可以有所作为之士引入脱离社会现实、追求功名利禄的死胡同，且有一些趋炎附势之徒，在学问上依傍程朱皮毛蒙袂，终日在理学圈内打转，不仅无创新发明之术，还把一些经典之作折腾得乱七八糟，视八股为儒学传统、孔孟之脉，把儒学异化。傅山这种提倡实学的思想不仅是时代回响，也是对程朱理学的反叛。王阳明、李贽、傅山等人的这种惊世骇俗之论，活跃了当时中国思想、知识与信仰世界，带动了当时的学术气氛。他们试图通过对传统文化的梳理，重新倡导学术经世来挽救明王朝的衰败，从而在晚明时期掀起了一场声势浩大的实学思潮，对数百年来盛行的理学进行了一次认真清算。

二、生平纪略

（一）家世、籍贯考辨

　　傅山出生在山西省太原府阳曲西村一个书香人家，其先祖为大同人，六世祖天锡担任过明太祖重孙临泉王府的教授，从大同移家到忻州，曾祖朝宣担任宁化王府仪宾承务郎，又将家移到太原。傅家与晋王府有姻亲关系，傅山在其《霜红龛集》卷四十《杂记》五中记载了这段家世：其曾祖傅朝宣少年英俊，被王府看中，一日路过宁化府时被王府手下人强行推入王府，当下簪花挂红，成了王府仪宾（明朝对亲王、郡王的女婿称作仪宾）。婚后他不得不放弃学业，后来因王女不能生育，被允许纳殷氏女为妾，生傅霖兄弟三人。傅朝宣对强迫入赘的经历耿耿于怀，临终立下遗嘱："有子孙再敢与王府结亲者，以不孝论，族人鸣鼓攻之！"可见对其伤害之深。

　　傅霖是傅山的祖父，为傅朝宣与殷氏女所生，傅霖刚出生时，其祖母王氏为了避免小孙儿受到王女和宫人的虐待，将傅霖从太原抱回忻州，亲自抚养。每天早晨去井边汲水，都把小孙儿绑在胸前，宁肯不慎落水与小孙儿同归于尽，也不愿小孙儿落入王女手中。傅霖长大后，在王府也受到其诸舅的凌辱。傅山幼时就常听父亲说起这段悲惨家世，在他幼小的心灵中，种下了对权贵反抗的种子，直至晚年仍念念不忘，昭示他的儿孙们勿忘这一奇耻大辱。

　　傅霖是嘉靖壬戌科进士，做过山东辽海参议、朝议大夫，《明嘉靖实录》中载有他的功绩。傅霖是个乐善好施的人物，万历三十七年（1609），太原旱灾，傅霖出小米四百斛，施粥一百天，后又一荒年，傅霖在太原小弥陀寺供应柴炭，收容贫民。

　　傅山的父亲傅之谟，乃万历年间的贡生，号离垢先生，教书过活。母亲是忻州（今忻县）陈村秀才陈勔之女，尊称为贞髦君。明亡以后，傅山舍弃家园，陪母亲到处流浪，经常以野菜充饥，老人没有丝毫怨言。后傅山下狱，老人深明大义，言："我儿被捕，是一件极其自然的事，就是死了也应该，不必救他。不过他只有一个儿子——眉，能使这个孙儿保全，延续傅氏香火，也就够了！"

　　傅家乃书香世家，自傅天锡之后，七八辈都好学能文，都有自己的家学。傅天锡以《春秋》取得功名，于是世世代代，都要研究《左传》。傅霖曾批点《汉书》，刊印《淮南子》，并著有《慕随堂集》，傅之谟将傅霖批点的《汉书》，作为家塾读本。这种好学的家风以及批点的读书方法，都被傅山接受并进一步发扬，使傅山形成了博学而又严谨的治学态度。

（二）生卒年代考辨

　　对于傅山的生年问题有两种说法：一种是他生于明万历丙午，即万历三十四年（1606）。清宣统三年以前，均采用此种说法；另一种是他生于万历丁未年，即万历三十五年（1607）。清宣统三年，山西巡抚丁宝铨邀集了缪荃孙、罗振玉等撰《傅青主先生年谱》一卷（以下简称《丁谱》），经考证认为傅山"生于丁未，非丙午也"。《丁谱》以傅山诗文中的自述为材料，提出其生在丁未年的四个证据，如傅山《甲申守岁》："三十八岁尽可死，栖栖不死复何言？"崇祯十七年（1644）为甲申年，当年傅山38岁，逆推可知傅山生于丁未年（1607）。再如，傅山《览岩径诗示眉及两孙一百韵》："昨年吾七十，五十汝今年。"傅山之子傅眉生年较为易考，为崇祯元年戊辰（1628），由此可推傅山确实生于丁未年。

　　关于傅山的具体出生日期，也可以从他的诗词中窥探。在《壬午六月十五日至十九日即事成咏二十一首》中，傅山自注："去岁今夜，先兄携具西郭，为十九日，是山生日也。"说明六月十九日是他的生日。然丁未年不但是闰年，还是闰六月，傅山究竟生在哪个六月？据魏宗禹、尹协理等人考证，傅山当出生于丁未年闰六月十九日，傅山诗《右玄贻生日用韵》："生时自是天朝闰，此闰伤心异国逢。"说明他出生于一个闰年，而丙午年并非闰年，又可证其出生于丁未。古历书载，丁未年的六月是闰月，而《右玄贻生日用韵》自注作于"乙酉"，即清顺治二年（1645），这年也是闰年并且闰六月，从"天朝闰"到"异国逢"，中间38年，有17个闰年，但闰六月只此两个，可见顺治二年（乙酉）闰六月，傅山度过了自己第二个真生日。由此可知，傅山生于明万历三十五年闰六月十九日，即公历1607年8月11日。

傅山的卒年较为确定，卒于清康熙二十三年（1684），享年77岁。傅山晚年生活清贫，年迈体衰。与他相依为命的唯一的儿子傅眉却突然先他而去。傅山每每想到早逝的侄子傅仁、儿子傅眉，顿觉失去依托。据戴廷栻载，傅眉逝世的年月，是1684年阴历二月九日，在其子逝世后的四个月又三天，即同年的六月十二日，傅山也辞世了。傅山谢世之前，就曾说他死后仍着道士服，"横尸于大林丘山间"。据记载"及卒，以朱衣黄冠殓"，并葬于阳曲西部即今太原市西北部的山丘间。他以道家的服饰，保持了自己的政治与哲理的信仰，回归于自己的理念世界，归宿于造化他的大自然中。他去世时，有众多的良朋亲友沉痛地追悼他。据《阳曲县志》："及卒，四方来会送数千人。"一代智慧之星的陨落，结束了一个时代。明清之际兴起和发展的总结批判新思潮，被乾嘉学派所替代。

（三）字号、书斋室名考辨

傅山，初名鼎臣，后改名为山，字青竹，后改为青主，是中国历史上少有的具有颇多字号之人。《丁谱》记载的字号有：仁仲、公之它、公他、石道人、啬庐、随厉、六持、丹崖翁、丹崖子、浊堂、老人、青羊庵主、不夜庵老人、傅侨山、侨山、侨黄山、侨黄老人、侨黄之人、朱衣道人、酒道人、酒肉道人、居士、傅道士、傅道人、傅子、老蘖禅、真山、侨黄真山、五峰道人、龙池道人、龙池闻道下士、观化翁、大笑下士等33种之多。又据方闻在《傅青主先生大传及年谱》补辑有：石头、石老人、观花翁、桔翁、西北之西北老人、青诸、子通等7种；经魏宗禹考证又增补：公之佗傅青山、浊翁、浊道之人、侨人、侨侨山、松侨、松侨老人、侨黄、侨黄翁、岐道人、岐真人、岐天师等12种。上述三项总计，傅山的字号竟达52种之多，这在中国历史上也是很罕见的。

傅山字号虽极为庞杂，但大多可以根据其含义分类，可以反映其思想倾向、为人态度、治学精神，以及反清的爱国精神。

首先，反清字号数量最多，凡冠以"侨"的字号多属此意，如"侨山""侨人"等，把自己看作是侨居之人，表示了不与清王朝合作的反清思想；再如以"侨黄翁"为号，表示其恢复华夏之邦的决心；"松侨"则表示要如苍松一般，坚持民族气节。此外，他的字号多次出现"朱""丹"等字，如自号"丹崖翁""朱衣道人"，就连他的所居之处也命名为"虹巢""霜红龛"，都寓意朱明王朝之意，而"浊翁""浊道之人""浊堂老人"等，也隐含清王朝。由此可见他"反清复明"的决心和民族气节。

反映世界观与学术观的字号有"观化翁""闻道下士""大笑下士"等。他的《土堂杂诗》有"读书如观化，今昨无所住"，反映了他赞赏宇宙发展，以及对"上士闻道"之说的否定态度。

注重道德修养的字号有："六持"，即坚持孝、悌、忠、信、礼、义等六个方面，是傅山严格要求自己的信条，也是他所坚持的道德规范；"公他""公之它"等，则有利他之意。如他在《起用杜句戏作》诗中有"利他不道苦，自愧未能工"。此外"青山""青诸""真山""侨黄真山"等字号，表明其高洁的志趣，如青山绿水一样的洁净透亮。

此外，有些字号含有多种含义，如"蒿庐"即无家之意，一方面表示他的治学原则，要"好学无常家"，要到实际生活中学习；另一方面又说明，清兵入关之后他已成为一个"侨民"无家可归。

傅山的字号凝聚着他的思想和追求，我们也可以通过这些字号，更深刻地理解傅山其人、其事。

（四）生平大事记

在政治和社会舞台上，傅山一生有三个阶段：早年，曾作为山西学生的领袖，为平反袁继咸冤案，反对腐朽的宦党和黑暗的暴政，领导全省诸生进京请愿，持续半年，成为中国近代早期学生运动的先声。中年，曾从事秘密反清活动20余年，在49岁时被逮下狱一年有余，几经严讯，抗词不屈，绝食9日，抱定必死的决心，坚持斗争，终于获释。晚年，他主要从事著书，曾先后接待或拜访了昆山顾炎武、容城孙逢奇、富平李因笃、周至李颙、川戴务旃、彭城阎尔梅、番禺屈大均等一大批在野的文人、学者，以及当时尚未仕清的秀水朱彝尊、新城王士祯、太原阎若璩，实际上成为在野的思想文化界的领袖和代表之一。并以73岁的高龄，绝食七日，坚持斗争，拒绝参加清廷为笼络汉族知识分子所举办的博学鸿词科考试，拒绝做清朝的官。这些壮举在他所处的时代确实够得上特立独行，在当时的知识分子中是最为突出的。

1. 家学与家教

傅山从小受到良好的教育，据戴廷栻载，傅山7岁开始学习小学，15岁在文太青主持下通过考试成为秀才。后来傅山在登临泰山后，对陪他同行的孙儿回忆起自己15岁时的境况，曾作诗曰："我十五岁时，家塾严书程。眼界局小院，焉得出门庭。今尔十五岁，独此重小丁，老病岱岳览，许尔随之乘。"可见他对死读书的教育方法是有不同意见的。他不愿被束缚在旧式科举取士的藩篱中，他反对空洞无用的学风，认为空谈学问不能解决实际问题，因而他在弱冠之年，就树立了为振兴国家而读书，为解除社会弊端而研究的思想。傅山曾对他的子侄介绍自己的学习经验，一是读书要刻苦，"吾栉沐毕诵起，至早饭成唤食，则五十三篇上口不爽一字"；二是要博览群书，"除经书外，《史记》《汉书》《战国策》《左传》《国语》《管子》，及骚和赋皆需细读"。

傅山幼时打下了良好的书法和绘画基础，他自述"贫道二十岁左右，于先世所传晋唐楷书法，无所不临"，并提出"作字先作人"，并将其作为遗训赐于他的儿孙。傅山在其二十三四岁时便已具备较深的绘画造诣，他在《题宋元名人会迹》就留下了受人之托，进行"删存"的记载。

傅山之妻是忻州人张静君，张氏乃万历年间进士张泮之女，为人贤惠，知书达理，与傅山伉俪情深，然在傅山 26 岁时张氏染病辞世，只留下 5 岁的儿子傅眉。张氏去世后，傅山悲痛万分，终身不复娶，戴廷栻在傅山加入道教后说他："自谓闻道，而苦于情重"，这"情重"二字既有重于国家之情，又有重于妻子之情。直到其妻去世 14 年后，傅山见到妻子所刺绣的《大士经》仍触景生情，写下了"断爱十四年""惟留我一心""人生爱妻真"等痛断肝肠的诗句，足见其情之重。后世有说傅山精于妇科，也是源于悲怀其妻。

2. 进京请愿

傅山而立之年进入太原府三立书院学习，他在这里接触到了许多有识之士，给他后半生留下了深刻的影响。

袁继咸于明崇祯七年（1634）出任山西提学佥事，主持三晋学政，他以文章、气节教导学生，为人正直、廉洁奉公，受到三晋学士的推崇。后袁继咸触怒阉党，被诬陷有贪污行为，押解送京，同时受到牵连的山西无辜群众有一百多人。傅山与薛宗周等人组织三立书院的同学为袁继咸伸冤，在北京联络生员一百余人联名上疏，傅山被大家推举为领导者，写了《辨诬揭贴》。阉党极力威吓，企图阻止学生活动，然而傅山不畏强暴，将揭贴

（传单）刊印百十余份，每天在街头逢人便送，最终送到崇祯皇帝手中。为促使案件早告完结，傅山等人在早朝途中拦住了首辅温体仁、文渊阁大学士黄士俊、贺逢圣，礼部侍郎张志发等，代表山西诸生，向温体仁送上揭贴并伸冤。这次伸冤很快有了效果，四月初，刑部在北京城隍庙设公案审讯，前后审问两次，傅山出堂作证，最后判决控告袁继咸的条款全是捏造。五月，袁继咸被任为武昌道，至此，以傅山为首的请愿事件胜利结束。

傅山组织与领导的学生请愿运动，在京师与全国产生了广泛影响，傅山自己也撰有《因人私记》《辨诬公揭》，详细记载了此事。对于傅山在此次运动中的作用，史籍都给予很高评价，马世奇的《山右二义士记》，赞扬了傅山与薛宗周，从此傅山成为海内名人。山西新任提督学桂一章以"千古师生之义"表彰傅山，但傅山坚决拒绝，他认为自己的行动是"山西通省公义"，是拯救国家于危难之中，而非单纯的私人感情。袁继咸平反调任武昌道后，曾邀请傅山游览黄鹤楼，而傅山以"违母久"之名，婉言辞谢。这又一次表明，傅山为师奔走诉讼完全是出于正义，绝不贪求私惠和虚名。

3. 兴亡着意拼

清初近二十年，傅山主要从事反清复明的活动。"甲申之变"（崇祯十七年，1644），使中原大地产生了两个巨大变化，一是李自成领导的农民军攻占北京，推翻了明王朝；二是清军入主中原，建立了清朝。

清军入关前，傅山站在封建地主阶级忠君爱国的立场，对农民军采取敌视态度，如他曾接受大学士李建泰的聘任，赴任军前赞画（高级顾问），后因李建泰不敢迎敌，自己没有机会参与镇压农民军而感到痛苦。他称赞死守太原的张宏业为"贤哉将军""有奇节哉"，对被李自成军所杀的毕拱辰表示哀悼，对投降李自成的黎志升表示惋惜，甚至还一度希望借助于清兵以消灭大顺政权。然而，事情的发展没有按照傅山的理想来实现，清兵攻下了大顺政权防守的太原城，兵分两路，一路追赶李自成，一路下江南，意欲消灭南明政权。此时傅山正陪母亲在平定、寿阳山区辗转流浪，他对急速的形势变化毫无所知，直到清兵深入晋境，才深感局势严重，产生了"兴亡着意拼"的决心，全力参与反清复明的政治活动。

为了避免剃发，傅山在寿阳县五峰山拜道士郭静中为师，道号"真山"，自称朱衣道人。他有一句诗"黄庭中人衣朱衣"，《黄庭》是道家经典，朱衣则指朱姓衣服，暗含反清复明的愿望。他又号"石道人"，指自己反清的意志如石头般坚硬；又号"酒食道人"，直言自己并非真心做道士，而是以道士的身份为掩护，为反清复明而斗争。

甲申之变后，全国各阶层都进行了激烈的反清斗争，这种政治局面一直持续了二十多年。傅山也多次组织或支持义军活动：他组织过晋东民众的反清活动，声援过山东榆园军的活动，支持过交城山农民义军的抗清斗争，并参与了宋谦在河南武安策动起义的准备活动，其中还因宋谦的招供而落入狱中。

宋谦受命于南明永历皇帝，在河南组织了一支反清义军，准备在甲午（1654）发动进攻，然而举事前行动暴露，宋谦等领袖均被捕入狱，他在狱中招供与傅山密谋反清之事，而后被处死。傅山受此牵连在太原入狱受审。傅山入狱后惨遭酷刑，"连染刑戮，抗辞不屈，绝粒九日几死"。他在《甲申守岁》诗中云："三十八岁尽可死，凄凄不死复何言……朝元白兽尊当殿，梦入南天建业都。"明亡时他38岁，他认为当时就该殉国，入狱时已47岁，他抱定了必死的决心。傅山的母亲也是深明大义，她对傅山的朋友们说："我儿被捕，是自然的事，就是死了也是值得的，不必救他。"傅山的朋友们还是出奇计，终于救出了傅山。无罪开释后，傅山在诗文中曰："甲午朱衣系，自分处士并。死之有遗恨，不死亦羞涩。病还山寺可，生出狱门羞……有头朝老母，无面对神州。"可以看出，出狱后他深感羞愧，无颜面对那些为反清而死难的人。此后，傅山抱着亡国遗民的孤臣孽子之恨，继续"兴亡着意拼"的秘密反清活动。

这期间，傅山的思想也有了变化，他从明确的反对农民军转变成只要敢于和清政府作斗争的农民军都值得歌颂；同时，他对宦党的态度也从反对转变成只要参与反清斗争的宦党，就不再苛求。

傅山出狱后，曾南下江淮，到达南京，也曾到过苏北。罗振玉为傅山写的《年谱》中说，傅山于己亥年（1659）"南游浮淮渡江，南至金陵，复过江而北，至海州"。这期间正是江淮地区反清的高潮，郑成功围攻南京，张煌言转战皖南，都给傅山很大鼓舞，他在南京写了《金陵不怀古》，其中有"自安三驾老，谁暇六朝哀！曾道齐黄拙，终亏马阮才"的句子，惋惜福王政府没有成功。

傅山从江南回来，认为反清复明的愿望短期内难以实现。清初那些以复明为己任的志士们，见天下事已不可为，都陆续隐去，傅山也不例外，自此次南游归来，就隐居太原府西山之崛围山。据驰之诚说，"闭门读书，二十年不见生客"。

4. 钻研学术

17 世纪 60 年代到 80 年代，社会形势发生了重大变化，东南沿海反清军事力量随着郑成功、张煌言的死去而几近崩溃，清王朝在中原建立了较为有效的统治。中国社会经历多年战乱，使得经济、文化受到空前摧残。傅山在这个时期，由反清复明的政治活动，转向学术思想的研究。

康熙年间，为了缓和与汉民族的矛盾，曾有过一段短暂的怀柔政策。这种气氛为学术活动提供了宽松的条件。由于此时的学者多生于明万历年间，目睹了明王朝覆灭的全过程，又在清朝初年度过了近 20 个春秋，所以他们对传统思想文化的总结批判，达到了空前的高度。顾炎武、黄宗羲、王夫之、李颙、方以智等人的著作，大都出自这个时期。傅山这个时期也积极从事学术活动，成为清初北方的著名学者。

"遭乱后患难奔驰，实无处无时不读书"，是他对自己这个时期的总结。自此他思想更为解放，对传统思想和封建专制制度有了更深的体会与理解。学术思想方面，他总结批判以理学为主体的传统思想，大大提高子学地位，汲取道家人性解放的观点，批判继承佛学思想中的因明之学，用以否定儒学的绝对统治地位，具有早期思想启蒙的性质。政治思想方面，他总结了明王朝灭亡的原因，在与清政府斗争过程中，逐渐意识到明清王朝的本质是一样的，都是封建专制思想，从而产生了反对封建专制的思想，体现了他对中国历史发展新趋势的精辟理解。

5. 松庄隐居

顺治十七年（1660）以后，傅山在太原松庄过起了"隐居""遗民"的生活。他自号"松侨"，被当时人比为陶渊明。为了减少清政府的注意，他经常与和尚们来往，表明自己要"脱离红尘"，傅山在松庄至少住过十二三年。期间与多位文化名人有所来往。

顾炎武曾多次访问傅山。顾炎武，字宁人，号亭林，明朝秀才，参加抗清斗争失败后，意识到必须寻找志同道合的忠贞之士互相合作。于是康熙二年（1662），他来到松庄寻找傅山。在清政府高压下，两人密室篝灯，谈过些什么绝口不提，事后也不记录，所以后人只能从二者的唱和诗里窥探其留恋"旧年家"，以及反清复明的决心。

申涵光也拜访过傅山。申涵光，字凫盟，其父为明王朝太仆寺丞，甲申年为明室殉难，后谒孙奇逢，执弟子礼。申涵光与傅山情谊深厚，傅山曾赠申涵光书画，而申涵光怀念傅山时，可以见物思人，以寄托思念之情。另据记载，申涵光得知傅山自甲申之乱后"十年无家"，便让亲戚王显祚为傅山购置一所房院，而傅山谢绝了他们的好意。这所房院原址就是现在的太原市傅家巷门牌四号。

傅山曾到河南辉县百泉拜访过孙奇逢。孙奇逢，字启泰，号钟元，是明末清初最有名望的学者。明天启五年，魏忠贤逮捕了左光斗、魏大中、周顺昌，孙奇逢挺身相救，三人被杀后，孙又不避危险办理三人后事，晚年脱离政治活动，专门从事讲学。孙氏曾被明清两朝征聘11次，都坚辞不仕，爱国人士对他仰慕有加，申涵光曾拜他为师，顾炎武有《赠孙征士奇逢》诗。

傅山十分推崇孙奇逢，他见到孙奇逢后，对这位久负盛名的学者更加"敬之爱之"，因其不但为人"真诚谦和"，学问也"专讲作用"。孙奇逢政治上明辨是非，支持东林党人，骨子里有"大把柄"，不受清朝拉拢和诱惑。傅山访问孙奇逢，是想请孙为其母撰写墓志铭。孙奇逢也十分欣赏傅山，赞赏其"轻世肆志"，并为其母撰写了题为《贞髦君陈氏墓志铭》。傅山在百泉住过一段时间，他的《百泉帖》就是在这里写成的。《百泉帖》是傅山阅读子学著作的笔记，从中可以看出，傅山将子学与儒学放于同等重要的地位，明确反对理学独占学坛，这已经触及到了封建统治思想的核心，说明傅山的思想在百泉时已经开始从反清复明向反对封建专制制度发展。

阎若璩于康熙十一年（1672）拜会傅山，他知傅山对古文造诣颇深，此次专就《左传》与傅山进行研究。他说："此行与先生考证《左传》若干条，先生喜甚，谓直可正杜注补孔疏，为刘炫、赵沨所未及，书之以见知己之情。"可见，他对傅山的见解很信服，傅山对他考虑的问题也很赞赏。阎若璩博学但很自负，"若璩学问淹通，而负气求胜，与人辩论，往往杂以毒诟恶谑"。对此，皮锡瑞的《经学历史》和梁启超的《中国近三百年学术史》都有同样的评论。但他对傅山的学问相当信服，他最有影响的著作《古文尚书疏证》，就深受傅山自由思想的影响。

顾炎武在清康熙十三年（1674），曾有《寄问傅处士土堂山中》一诗："向平尝读《易》，亦复爱名山。早跨青牛出，昏骑白鹿还。太行之西一遗老，楚国两龚秦四皓。春来洞口见松花，倘许相随拾芝草。"诗文之题说明傅山移居太原西北之土堂村。可知，傅山在松庄生活了十二三年，在这里他会见了许多全国知名学者，他的学术思想也有了积极发展。

6. 好学而无常家

傅山在松庄居住期间，游历了省内外不少地方，史家记载说傅山曾足迹踏遍半个中国。从其诗文中来看，他到过静乐、代州、忻州、汾州、中阳、离石、平定、寿阳、盂县、介休、祁县、沁州、武乡、乡宁、绛州、曲沃、临汾、平陆等地，在不少的地区留有墨迹。戴廷栻说他"十年无家"，边游边学，他的不少著述，就是在旅途中写就的，如《好学而无常家赋》《无家赋》等。他在《无家赋》序中说："某尝读汉将军《霍去病传》，以未灭塞外匈奴耻为家曰：嗟哉！天乎！斯何时也！桑弧蓬矢，我非男子也哉！顾屡弱不振，痛哭流涕之不遑，尚安能汲汲室家也者？作《无家赋》。"此诗用卫青"匈奴未灭，何以家为"的典故，表明大丈夫应以天下事为事，以天下为家，也说明他之无家，是为了赴国难的。

同时，傅山也认为做学问应该到实践中去学问。他在《好学而无常家赋》中的一章这样写道："不沾沾于故纸，仍非罔于思维。山经若地与图，信足迹以搏扶。"他认为"学而不思则罔"是正确的，应该学思并重，但仅此是不够的，还应该到实践中去印证、补充和发展那些已有的知识，不断地"以有涯随无涯"，推进思维的发展。可见傅山"好学无常家"是一个认识论的命题，含有很深的意义。从而也说明，傅山之博学是与他的这种开新风的好学精神密切联系在一起的，他周游各地是他学习的重要部分。

7. 被迫应举

康熙皇帝即位后十分重视儒家文教治术，推行了一种兼具优异的措施，称为博学宏词科，用以起用在民间的汉族知名学者，缓和民族矛盾，维护满清政权的统治。于康熙十七年（1678）正月下诏曰："凡有学行兼优、文词卓越之人，不论已仕未仕，令在京三品以上及科道官员，在外督、抚、布、按各举所知，朕将亲试录用。"命令下达后，被举荐的学者有的"以疾辞"，有的"以母老辞"，均以种种理由拒绝被荐。对此，康熙皇帝把所有的请辞奏折一律驳回，令地方官员负责"作速起送来京"，明确宣布被征召者，不允许再有躲闪的余地。

傅山就是在这种情况下被李孔宗、刘沛先二人举荐的。听到被举荐的消息后，时年 72 岁的傅山写了《病极待死》诗，诗中有"生既须笃志，死亦要精神"，流露出反清复明是至死不渝的志向。

康熙推行博学宏词科并未达到预期目的，明朝遗老们想尽办法来反抗。顾炎武、万斯同等 12 人坚决拒绝；黄宗羲、李颙等 14 人因患病未到；陆陇其等 15 人以丁忧而未试；傅山、杜越等 9 人被迫到京而临试告病。

康熙十八年，傅山在其子孙傅眉、莲苏、莲宝的陪伴下进京。到京以后，傅山以病重为由，卧床不起，就是不肯应试。宰相冯溥及其他满汉公卿都来看望他，敬仰他的市民也多有登门拜访，傅山都靠在床头，不做过多周旋，其子傅眉则忙于应酬，嵇曾筠曾载："卧病旅邸不赴试，汉满王公九卿贤士大夫，逮马医夏畦，市井细民，莫不重山行义，就见者罗溢其门，子眉送迎常不及，山但欹倚榻上言：'衰老不可为礼。'诸贵人益以此重山，弗之怪也。"

关于傅山的病情，虽然傅山自述进京前"病噎不食"，在给戴梦熊的信里也有"衰老不复能把握"之句，但有人认为他的病全是抵抗应试的托辞，因戴梦熊在《傅徵君传》里，只说他"屡辞弗获""恳辞征辟"，并且多次提及"尚志高风，介然如石"的品格，没有一句提到他的病情。

由于他坚持不能应试，刑部尚书魏象枢只能将傅山老病事上奏。宰相冯溥奏明康熙黄帝，傅山和杜越虽然"临事告病"，但两人都负有众望，应该授为内阁中书。康熙皇帝随即降诏曰："傅山文章素著，念其年迈，特授内阁中书，著地方官存问。"准许傅山"临试告病"，并特授予中书舍人之衔，同意放还。按当时规矩，接受任命必须谢恩，谢恩就是要到午门磕头。向康熙皇帝磕头，在傅山心里是坚决不能接受的，全祖望记录了当时的情形："益都（冯溥，益都人）乃诣先生曰：'恩命出自格外，虽病，其为我强入一谢！'先生不可。益都令其宾客百辈说之，遂称疾笃。乃使人舁以入。望见午门，泪涔涔下。益都强掖之使谢，则仆于地。蔚州（魏象枢）进曰：'止，止，是即谢矣！'"

可知，冯溥劝傅山入朝叩谢，傅山不肯，仍以病为由拒绝。冯溥不得已使人强行抬着傅山入朝，到午门时，傅山的眼泪不禁涔涔下落，冯溥上前，强拉他叩头谢恩，傅山禁不住便仆向地上，这时魏象枢连忙上前说："止，止！是即谢矣！"次日，傅山便要回山西，大学士以下的官员皆出城郊送行。傅山叹息说："自今以还，其脱然无累哉……后世或妄以刘因辈贤我，且死不瞑目矣！"表明傅山不愿做元代刘因那样的人。

傅山始终鄙视和反对博学宏词，他曾说："所谓学文词者，博杀宏杀在渠肚里，先令我看不得、听不得，想要送半杯酒不能也！"但当时趋炎附势之徒认为傅山不应试是为了抬高自己的身价，是在沽名钓誉。针对这些说法，傅山说："我辈只是知分安命，受一半年无处告诉之苦，既受过了，回看受得苦在何处，只是又披了一层羼提（忍辱）铠甲矣。"他还说："初谓天下没许多解人，既而谓没几个解人，终谓没一个解人而今竟道没半个解人矣……我意中之人，亦当如我所云没半个解人也。有我人不知，犹之乎有人我不知也；然终少。"

北京回来后，地方官员都去拜见他，凡以"内阁中书"称呼他的，他都低头不应。阳曲知县奉命要在他门上悬挂"凤阁蒲轮"的牌匾，也被他拒绝。从此他住在远离城市的乡村，不与官员接触，他曾说："吾极不喜王子明大处迁就也，迁就便不是率性之道。伯夷不降其志，此语极好。"在傅山眼里，民族气节重于泰山，个人的仕进轻如草芥。梁启超曾评价傅山说：

"其志比黄宗羲、顾炎武更可哀了！"

8. 父子情深

傅山早年丧妻，终生未再娶，只有一子傅眉不离左右。国变之后，傅山与傅眉相依为命，既为父子，又为师友。傅眉也是清初文化名人，诗词歌赋都有很深造诣，与其父傅山并称为"傅山父子"，可见其在学术史上的地位。傅眉生于明崇祯元年（1628），5岁时丧母，由祖母抚育成人。傅山十分重视对傅眉学业的指导。傅眉7岁时所作的诗赋，就受到人们的注意，河东名士郭久芝曾赞赏他"何六朝才也。"10余岁时熟读经典，打下了坚实的基础，"十七岁遭国变，尽废举子业，从父避难，转移无定。""父子共挽一车，暮抵逆旅，辄篝灯读经史骚选诸书，诘旦成诵，乃行。"可见漂泊无定的日子里，傅眉仍在傅山指导下刻苦学习，认真研究学问。

傅山在《家训》中有《训子侄》一章，教导傅眉、傅仁治学为人治事之道，并给他们开列了一张读书书目："除经书外，《史记》《汉书》《战国策》《左传》《国语》《管子》《骚》《赋》皆须细读，其余任其性之所喜，略之而已。廿一史吾已尝言之矣，金、辽、元三史，列之载记，不得作正史读也。"傅眉除继承其父的学风外，还有自己的特色，他的诗文著作，都冠一个"我"字，如"我诗""我论""我赋"等，故有《我诗集》，意在说明不蹈袭前人。他在《感兴拟古杂诗》中说："竖儒争礼乐，阿谀妄引经。"又说："富贵自吾有，英雄非漫言。禄命无准拟，时务有变迁。俗士既卑鄙，儒生称圣贤。古今多迂阔，王霸唯行权。"他在《论文》一诗中指出："礼乐被迂腐，诗书养乱臣。"并说："我若当国时，当以经济试此辈。"可见其反对空谈学风的思想，说明他反对世儒之学，重视经世致用之学，并强调实际应用。根据史籍记载，傅眉善文，能书善画，长于篆刻，尤妙于汉隶，被认为酷似汉人，且对"孙吴、穰直、尉缭、武侯、药师诸书"都深有研究，且"能骑射，善长枪"，说明傅眉是个文武全才、又懂经济之学的志士。

傅山父子为人正直，仗义执言，深受世人称赞，却也不免得罪一些宵小之徒。傅山的书法为当时一绝，常有人求其墨宝，对于正人君子他慷慨赠送，而对那些不肖之徒都坚决拒绝。傅山又是一代名医，"登门求方者，户常满，贵贱一视之"，这种平等思想受到百姓爱戴的同时也为恶类所恨。至于傅眉，"平日疾恶太严，好面折人过，为君子所重，小人所忌。"

傅山与傅眉父子感情深厚，在傅眉逝世后的四个月又三天，傅山也辞世了。然而正当傅山感到身体不佳时，壮年的傅眉却突然先他而去。据《阳曲县志》记载傅眉："病革时，不能执笔，犹口授绝命词，呼两儿书之，徵君哭之，恸作诗数十首，哀之未几，徵君亦卒。"傅山顿时失去依托，悲痛欲绝写下了《哭子诗》十四章，"吾行八十矣，哭泣早晚休。老骨本恃尔，尔乃不及收。"他预感自己不久将永别人世，"转眼见孙哭，又复怜其孤"，于是便向亲朋告急并托孤。因此便托孤于良朋，将孙儿托付于魏象枢、李振藻等朋友。魏象枢是傅山挚友，对傅山一向敬重，多次给予帮助，傅山临终前托孤，首先想起的也是他。魏象枢对傅山的学术思想给予高度评价，他在其祭文中还写道："儒林恸失其师表兮，四方闻讣而含颦。古来富贵而磨灭兮，惟三立为不湮中郎。"

傅山年谱：

明万历三十五年（1607），1岁。于是年8月11日出生。

万历三十七年（1609），3岁。有素慧，能自诵心经。

万历四十年（1612），6岁。啖黄精，不乐谷食，强之乃复饭。

万历四十一年（1613），7岁。就小学，凡所授书倾注如素通者。

万历四十三年（1615），9岁。学书，临钟元常。

天启元年（1621），15岁。应童子试，提学，文公翔凤拨补博士弟子员。塾课甚严，不出门庭。因小病，取读神僧传，慨然，神仙非难致事。

此为肆力与往外诸书之始。

天启四年（1624），18 岁。冬，病伤寒濒危，祷于神，得灵药饮之，获痊。

天启六年（1626），20 岁，试高等，食廪气，博览群书。

崇祯元年（1628），22 岁，配张氏静君，同年春其子傅眉出生。

崇祯四年（1630），24 岁，观霍凤黄孝廉家藏书画，为之鉴别。

崇祯五年（1632），26 岁，傅山妻张氏（静君）染疾辞世，留下五岁小儿傅眉。

崇祯九年（1636），30 岁，进入太原府三立书院学习。后赴京为袁继咸诉冤请愿。

崇祯十年（1637），31 岁，袁公之冤昭雪，由京返回太原。时年辟谷食柏叶。此后面壁五年，博览群经，遂成一代学人。

崇祯十五年（1642），36 岁。春，染疫几殁，受道于还阳真人。

崇祯十六年（1643），37 岁。蔡公重修三立书院，傅山出山讲学。

崇祯十七年（1644），38 岁。甲申之变爆发，明亡，弃学出家，精究医术，行医为生。并于此后近 20 年间频繁参与反清复明的活动。

清顺治十一年（1654），48 岁，因"甲午朱衣道人案"入狱受审，在狱中还讲授《论语》游、夏问孝二章。

顺治十二年（1655），49 岁，出狱。

顺治十六年（1659），53 岁，南游江淮、金陵。

顺治十七年（1660），54 岁，归太原。此后隐居太原府西山崛围寺。

康熙二年（1663），57 岁，与顾炎武志趣相投，二人结下"岁寒之盟"。

康熙十七年（1678），72 岁。康熙皇帝下诏广征山林隐逸，傅山托病固辞"博学宏词科"，卧床不起，却被抬进京。傅山终生拒绝与清朝合作，终老林泉。

康熙二十三年（1684），78 岁。是年 3 月 24 日其子傅眉去世。傅山悲痛作诗哭子，于 7 月 23 日辞世。

三、从医经历

傅山是一位饱读医经，医德高尚，治验卓著，组方奇而有法，擅长临床各科的医学大家。他从甲申年（1644）开始从医，时年 38 岁。《忻州志》中记载"甲申之变，遂弃青衿，游行大江以南，数年而返，焚其著作，日以医道活人，神奇变化，泄《素问》之秘。"

《霜红龛集》中记载："奴人害奴病，自有奴医与奴药，高爽者不能治。胡人害胡病，自有胡医与胡药，正经者不能治。妙人害妙病，自有妙医与妙药，粗俗者不能治。"可见在明清王朝更替时期，一方面因田产已分给了族人而失去了抚养家人的生活来源；另一方面为了掩人耳目，继续他的反清复明活动，傅山以行医卖药为生。

《茶余客话》："太原古晋阳城中，有先生（傅山）卖药处，立碑'卫生堂药饵'五字，乃先生笔也。"按：卫生馆（不作"堂"）是傅山的侄子傅仁所开设的药铺，地址在太原三桥街路东。傅山曾作卫生馆对联："以儒学为医学，物我一体，借市居作山居，动静常贞。"1925 年前后，"卫生馆药饵"五字立碑还能看到，以后，卫生馆专卖调和面，不再买药了。

顺治十八年（1661），傅山曾到轵关给杨思圣诊病。丁宝诠《傅青主先生年谱》记载："杨公病亟，叹曰：医数投凉剂取快目前耳，遂相误至此，唯青主力言其非。青主来，吾尚可望。然青主寒暑固不出，奈何？青主者，傅山字，太原高士也。博学兼通医，其人素难致。而公在晋臬时，曾折节适其庐。殷子曰：非我自往，无济也。时六月，大霖雨，昼夜行山谷间，四日而至太原。跽谓傅子曰：犹龙病，先生其有意乎？傅曰：世无两犹龙，吾安得坐视？时亦抱病，慨然遂偕行。"时年傅山已 55 岁，年过半百且染病在身，却不远千里远行诊病，其医德可见一斑。

康熙十七年（1678），皇帝令在京三品以上，在外督、抚、布、按举荐博学鸿儒。戴梦熊《傅徵君传》记载："举博学鸿词，屡辞弗获。抵都门，复以老病恳辞，未就试乃归。后授中书职衔，山不欲违厥初志，避居远村，唯以医术活人。登门求方者户常满，贵贱一视之，从不见有倦容。里党姻戚有缓急，视其力而竭其心。"傅山反清意志笃定，然而清政府江山已稳固，因此选择远居避世，专研医术，济世救人。

傅山淡泊名利，医技精湛，有"仙医"之称。刘绍攽《傅青主先生传》记载："性厌纷华，交遍天下，而避居僻壤，时与村农野叟登东皋，坐树下，话桑麻。或有疾病，稍出其技，辄应手效。一妇妒，疑夫外遇，忽患腹痛，展转地上。其夫求先生，令持敝瓦缶置妇榻前，捣千杵，服之，立止。一老人痰涌喉间，气不得出，入其家，具棺待殓。先生诊之曰：不死！令捣蒜汁灌之，吐痰数升而苏。凡沉疴遇先生，无不瘳。用药不依方书，多意为之。每以一二味取验。有苦痨瘵者，教之胎息，不三月而愈。年八十余卒。无能传其术。"

有学者指出，傅山擅长女科，悲怀其妻应该是他从医的一个动因。傅山的妻子张静君系万历年间进士张泮之女，张泮为人正直廉洁，张静君自幼受到良好的家教，知书达理，为人贤淑。傅山的诗文中就记载了他们之间深厚的感情，以及对妻子逝去的深深哀痛与怀念。傅山 26 岁时，与妻子一同上山游玩，不料妻子失足摔坏身子，渐而口吐鲜血，下身血崩不止而亡。妻子去世后，傅山终身未再娶。而且傅山一直为没能亲手治好妻子的病症而无限悔恨，这种悔恨之情促使他加倍钻研医术，决心留下一部完善的"傅氏女科"，以解天下女子的病苦。

傅山

著作简介

　　傅山学识渊博，著述甚富，时人就有"学海"之誉。他涉猎范围很广，经学、先秦子学、诗文、音韵、训诂、考据、史学、佛经道藏、书法绘画、医学医术、兵法武艺等方面，都进行过认真研究，并多所开拓，具有百科全书派色彩，这在中国古代学术史上是极为罕见的。自魏象枢开始，学界一直重视傅山思想的研究和著述的整理。为其立传列举其著述种类较多者有嵇曾筠、郭鈜等。

一、傅山著作概况

　　在山西省博物馆中现存有傅山著作目录，其中列有《老子注》《庄子注》《管子注》《荀子注》《列子注》《墨子注》《鬼谷子注》《公孙龙子注》《淮南子注》《易解注》《战国策批注》《周礼音辨条》等12种。其他史籍中还记载有《左锦》《明纪编年》《乡关闻见录》《历代传奇》等4种。以上总计16种，除去四种重复著录著作外，总计为12种。其中不包括傅山的大量诗文。

　　傅山著述甚富，但现存可见的著述却"十之存一"。究其原因，一是由于社会动荡，书籍不易保存。傅山的《性史》一书，早在甲申之变时，就已散失。刘霱曾说，戴廷栻曾梓刻过傅山的著作有《诸子注解》《元释两藏精义续编》《杜遇》《唐诗评点》《李诗评点》《霜红龛诗文集》《诸传奇集》等七种。然而"板存丹枫阁，再传尽毁之"。傅山不少著述原由戴廷栻存放，后来也大都失落了。二是由于傅山思想激进，言辞尖锐，文字狱盛行时，其著作为时所制，不能流传，故而散落不少。

其实早在乾隆年间，"张思孝耀先辑刻《霜红龛诗文集》十二卷，甫成以惧触时忌，火其板"。加之梓刻过程中又有挖补之事。所以傅山一些具有反清、反专制主义的段落便被删节得面目改观了。所幸的是，傅山是个著名书法家，当时有"一字千金"之说，他的诗文绘画都被视作传家之宝，秘不示人，近年多有发现散落在民间的傅山真迹，为进一步研究傅山提供了可靠材料。

下面是傅山部分著作的版本情况：

《傅科全书》：道光初年太邑友文堂藏版。

《补注傅氏女科全集》：道光丁未年书业德版。

《产科四十三症》：刊行于嘉庆十六年（1811）。

《傅青主先生秘传产门方论》：刊行于道光五年（1825）。

《大小诸证方论》：抄作于道光五年之后。

《傅青主女科》：刊行于道光七年（1827）。

《傅青主男科》：刊行于同治二年（1863）。

《傅山男女科全集》（又名《傅徵君男女科全集》一函 6 册）：刊于光绪丙戌（1886）。

《晋四人诗》：祁县戴廷栻辑刻。

《霜红龛集》：12 卷，乾隆年间阳曲张耀先辑刻。

《霜红龛诗抄》：汾城刘执辑刻。

《霜红龛集俗存》：40 卷，咸丰年间寿阳刘雪崖辑刻。

《霜红龛集》：40 卷，宣统三年（1912）山西巡抚丁宝铨主持。

《傅山全书》：全 7 册，（清）傅山著，刘贯文等主编，山西人民出版社，1991 年出版。

二、傅山的医学著作 🦢

傅山是一位伟大的医学家，世有"医圣""仙医"等尊称。他学术俱精，既有理论也有实践，对多种疾病进行过研究。据余瀛鳌先生统计，《全国中医图书联合目录》中，计有《傅青主女科》《傅青主男科》《傅青主男妇科》《太原傅科》（中国中医科学院图书馆藏光绪二十年刊本）《女科仙方》（又名《女科摘要》，4卷，现有道光十五年宫思晋校刻本）《生化篇》（见清·陆九芝《世补斋医书》，此书实即《傅青主女科》中的附卷《产后篇》）。另有《仙方合编》《产科四十三症》两种，属托名著作，刊于同治、光绪年间。上海辞书出版社出版的《中国中医古籍总目》所载署名傅山医书者有：《仙方合编》6卷，《医学切要》《傅青主男科》2卷，《傅青主女科》2卷，《徵君男女科全集》《傅徵君全集（附产后编）》《女科良方》《女科全集》《妇科良方（附产后编）》《女科仙方》4卷，《女科摘要》《产后编》2卷，《产科四十三症》，凡十余种。但是这些著作是不是傅山本人撰写，从清代以来一直有不同意见，我们认为，《傅青主女科》当为傅山本人所著无疑，其他著作还需要更多材料，有待进一步研究。现简要介绍如下：

（一）《傅青主女科》

傅山的医学著作中，最有代表性、最能反映其学术和诊疗特色的，当是《傅青主女科》（又名《女科全集》《女科良方》《傅氏女科》）。该书约成书于17世纪，清·道光七年（1827）始有初刊本。该书分上、下两卷，内容有带下、血崩、鬼胎、调经、种子、妊娠、小产、难产、正产、产后等10门，共77种症，43方。该书十分重视脏腑学说，主要以脾、肾立论，所选病证都是常见多发和疑难、危重病证。制方多以补气血、调理脾胃或益肾为主。临证方药，重视"王道"，即立方、遣药均注重患者的体质，轻易不用峻烈或毒性较重的药物。《傅青主女科》中收录有傅山个人多首经验效方，如主治白带的完带汤、治疗黄带的易黄汤、治疗妊娠恶阻的顺肝益气汤、血虚难产的送子丹等，均为妇产科中殊有卓效之名方。该书论述妇科各病证治甚为精当，有条不紊；所收方剂合于章法，临床多验；组方严谨而切于实用，流传较广，一直驰名医坛，至今仍受到医学界的重视。

　　行世本《傅青主女科》，有道光七年张凤翔刻本，道光十一年祁尔诚重校刻本，同治二年陆懋修重订刻本。但是，对于《傅青主女科》是否为傅山本人所做，各家众说纷纭。否定者认为，其内容与陈士铎的《辨证录》大体相同；还有人谓之"文理粗鄙，沽辱青主，乃女科书中之最下者"。如陆定圃《冷庐医话》说："《傅氏女科》书……王孟英谓'文理粗鄙，剿袭甚多，误刊误行，砧辱青主。余观此书，遣辞冗衍，立方板实，说理亦无独到之处，当是陈远公之流，而其学更不如远公，乃《女科》书中之最下者'。"

　　近年，随着对傅山研究的深入开展，在山西省文物局发现了《傅山医学手稿》（已印成傅山医学著作研究丛书之二），从内容看，医理论述精辟，文笔简明清晰。通过将《手稿》和《女科》《辨证录》中调经部分对比可知，《傅青主女科》与《手稿》基本相同，而与《辨证录》不同。举例来说，"先期经来只一、二点"条，《手稿》："……谁知是肾中火旺而阴水虚乎？同是先期经来，何以分虚实之异？盖妇人之经最难调，不分别细致，用药鲜能取效。先期者火气之冲，多寡者水气之验……"《傅青主女科》：同。"鲜能"改为"鲜克"。《辨证录》："谁知是肾中火旺而阴水虚乎？先期者火气之冲，多寡者水气之验……"该《手稿》系清初竹纸，经故宫博物馆考古专家和山西省博物馆专家鉴定，确系傅山的遗墨。虽仅是《傅青主女科》中调经部分，也证明了《傅青主女科》确系傅山的医学著作。因当时傅山作为反清复明的志士之一，由于政治原因，只能采取"秘传""秘授"的方式，故《傅青主女科》未著录于《霜红龛集》中，而是曲折流传并保存下来。

（二）《傅青主男科》

该书撰成于清初顺治四年（1647），但未见有清代早期刊本，该书选辑清以前医著的合刊本，真正由傅氏所撰，只有卷一。书中所述病证，共分25门，包括伤寒、火证、郁结、虚劳、痰嗽、喘证、吐血、臌证、湿证等共200余种病证证治。方治除重视脾肾外，亦颇兼及肺、肝等脏的综合辨析，注重整体治疗。

（三）《产后编》

现存《傅青主女科》的刊本多附有《产后篇》《产后编》2卷，内容有产后总论，产前产后方证宜忌，及血块、血晕、厥证等共43种产科病证的诊治。清·陆懋修将《傅青主女科》析为8卷，合并为8门，改名《重订傅徵君女科》；并将《产后编》并为1卷，改名《生化编》，对两书在编次和内容方面均做了调整（收入《世补斋医书》）。

近有学者认为，《产后编》体例与《傅青主女科》不同，记载内容多套用成方，笔调也平板呆滞，不似傅山文风，且《医书集成》（世界书局二十年代出版）有《产宝》一书，内容与《产后编》十之八九相同。据《中医大辞典》记载，《产宝》是清代人倪枝维所撰，约成书于1728年（雍正六年）。最初只有手抄本，至道光、同治年间，才陆续刻印。故常细樵认为《傅青主女科》中所附《产后编》，是后人将倪枝维的《产宝》误收混编在一起，《产后编》"应从《女科》中删去"。

（四）《青囊秘诀》

《青囊秘诀》是一部中医外科学专著，共2卷，侧重于疮痈方面，书中把外科疾病视为整体病变的局部表现，对21种疮疡，使用98条方剂口服内消，形成了系统的以消、托、补为主要内容的理、法、方、药完备的外科诊治体系。原书未署撰人，据已故著名傅青主医著考据学家何高民先生根据清雍正元年（1723）王大德手抄稿研究，认为是傅山外科遗著，并作为"傅山医学著作研究丛书之三"，由山西人民出版社出版。也有学者发现，《青囊秘诀》一书在《全国中医图书联合目录》中并未提及。但据笔者考证，此书在民间以抄本形式流传甚广。《青囊秘诀》和《洞天奥旨》有部分病种、方药雷同，而且具备近似的学术理念。从统计学角度，对两书选用药物的频次、消托补法合并同类药物后的药物数和医著中医家用药总药数的比率、处方药味数、药物常用剂量进行统计分析，两书具有极强的同源性。

（五）《大小诸证方论》

　　《大小诸证方论》传为傅山所作，山西省图书馆藏有"傅青主先生手著《大小诸证方论》"抄本。该书内容包括"傅青主先生秘传小儿科方论""傅青主先生秘传杂症方论"两部分。其中"小儿科方论"介绍小儿常见病24种，用方37条。"杂症方论"介绍内、外、儿、妇、眼科病174症，用方264条。顾炎武在序言中评为"卫生之善道，救死之良方"。此书未载于《全国中医图书联合目录》，但有1983年山西科技出版社刊行的排印本，多数医家认为此书恐非傅氏原著。

三、傅山的医书批注

　　近年来，随着对傅山医著文献考证与整理的深入，研究人员在中国国家图书馆、北京大学图书馆，发现了傅山亲笔批注的明赵府居敬堂刊本《黄帝内经素问》、《黄帝内经灵枢》（国家图书馆的善本室，保存着一套完整的包括《素问》和《灵枢》在内的傅批本；北京大学图书馆保存的只有傅批《素问》残卷）、明·隆庆六年傅希挚刊《证类本草》的缩微胶片等残物。在台湾某图书馆、中国国家图书馆，还发现了题名为青主先生手著、手录道教医学著作4种。

傅山阅读过的医书很多，有《黄帝内经》《黄帝八十一难经》《伤寒论》《金匮要略》《肘后备急方》《备急千金要方》《千金翼方》《太平圣惠方》《南阳活人书》《遵生八笺》《本草纲目》《外科正宗》《证治准绳》等等，但他为之倾注心力最多的经典还是《黄帝内经》。傅山在学习《黄帝内经》时，不是泛泛而读，而是与他读史书、子书、诗文、佛经、道经一样，怀着敬畏之情，以批注的形式呈现他阅读的精细和深入。傅山批注的《黄帝内经》为明赵府居敬堂本。此本系明成祖三代孙之后嗣赵简王朱厚煜所刊，其刻工精细，时代久远，本身已经具有比较高的版本价值和文物价值，再经过傅山的批注，更成为难得的珍善之本。

傅山至少两次批注过相同版本的《黄帝内经》。在两次批注中，批注的形式相近，但内容并不完全相同。即使在同一本书上批注，也能发现，从大小不一的字号，隶草相混的字体，朱墨重叠的色彩，说明傅山也不止两三遍的批注。批注的内容：卷前用较多文字（隶草杂陈）提示整卷内容，然后引用《说文》对重点文字加以注音训释。正文的批注中，也多引用《说文》，解释文中字词，对条文及注解进行提炼和发挥，以便发表自己的见解。

傅山批注时，多用醒目的红笔圈点标记：正文的句读多用红笔标出；文中也多见字上、字旁的红笔圈注，小字夹注，出具图例等多种文献标注形式；文中出现的穴位名称多用红笔圈注于字上，或在穴位名称旁边双竖线标明；有些书名如《甲乙经》《针经》《灵枢经》等用红笔方框标注。如果遇到原文行文有误，他就直接加以改正。

傅山如此认真精细地批阅《黄帝内经》，可以体现其对医学经典的重视，也可以看出先生对于医学经典的深刻领会和深入钻研程度。

四、傅山的非医学著作

　　傅山的非医学著作主要包括：综合诗文、批注评注、佛经道藏、目录学、文学艺术、书法绘画、武术类等七大类。其中具有代表性的著作如下：

　　《霜红龛集》为综合性诗文集。主要版本有康熙年间戴廷栻本《霜红龛诗略》，乾隆年间张耀先本《霜红龛集》，咸丰年间刘本《霜红龛备存》，宣统年间丁宝铨本《霜红龛集》等。此外，还有各个时期编抄本多种：傅眉的《霜红龛集》，张廷鉴兄弟的《霜红龛拾遗》，傅廖的《霜红龛佚存》，陈鉴先的《霜红龛补遗》等抄本，及傅山之孙傅莲苏的零散抄本等，其中以丁本和刘本辑刻较全，流传广，影响大。1986年岳麓书社出版的《霜红龛文》，实为丁本的节录本。

　　傅山读书涉猎面极广，每读必有评论性批语，从其著录的书目看，他的这类著作遗失最多。现存的收入《霜红龛集》（丁本）者有：《公孙龙子批注》《墨子大取篇注释》《老子》《庄子》等先秦诸子的多条零散批注。除此而外，还有《管子批注》《荀子校改》《荀子评注》《庄子翼批注》《吕氏春秋批注》《淮南子评注》《二十一史批注》等多种手稿本。

　　傅山甲申年入道教，但他对道教研究著作甚少，且都包括在《霜红龛集》之中。傅山佛学研究著作较多，除《霜红龛集》中有大量诗文外，还有《金刚经批注》《楞严经批注》《五灯会元批注》以及《二十三僧人传》等著作。《金刚经批注》甚丰，民国初年曾出铅印本。

　　傅山的诗文以及诗论、文论，除在《霜红龛集》中外，还有一批读书笔记。主要有：《文选批注》《古文苑批注》《说苑批注》《杜诗批注》《老学庵笔记批注》等多种，以及戏曲作品集《红罗镜》（传奇一种，杂剧二种）。此外，近年又发现了不少他的诗文作品。

　　傅山的目录学，有自己独创的体例，在学术史上具有重要的参考意义。虽然缺佚甚多，但现在仍存有《西汉书姓名韵》《东汉书姓名韵》《春秋人名韵》及《战国策人名韵》等印刷本和手稿本多种。这些著作都是研究我国目录学史的重要资料，其中含有傅山的一定数量的评语，反映了他的学术思想，也是研究其思想的重要资料。

　　傅山书画作品颇多，经后人辑梓流传于世的也甚多，其中主要的有：《傅青主真迹》《傅青主先生自书诗稿》《霜红龛墨宝》《傅山书画集》《太原段帖》《戴务旃山水傅山题咏诗画册》《百泉帖》《傅青主法帖》《傅徵君法帖》《傅山书札墨拓》《霜红余韵帖》《霜红龛墨荟》等多种石印、影印、碑帖拓本。台湾在1954年影印了张群夫人收藏的《傅山遗墨》一册。傅山的书画作品，在日本亦被影印出版流传。傅山一生书画作品颇多，一直为学术文化界所重视，至今被海内外收藏家收藏者为数仍不少。

　　史家谓傅青主"性任侠"。武林书刊中提到，曾有侨黄父子拳谱存在过，那就是傅山、傅眉的武术拳谱。1984年在山西灵石县发现了一部拳谱，经鉴定这部名为《傅山拳法》的著作，就是传说中的侨黄父子拳谱。

傅山

学术思想

傅山集文学家、书画家、医学家于一身，但他自己对医学方面的造诣更为看重，在历史上有"医圣""仙医"之盛名，并以《傅青主女科》一书最闻名于世，而这部书也集中反映了他的学术思想和医学成就。

一、学术渊源

傅山是一位少有的通才，精通儒释道，通读经史子集。从历史记载中得知，傅山从医，主要从甲申年（1644）明亡之年开始，《忻州志》有载："甲申之变，遂弃青衿，游行大江以南，数年而返，焚其著作，日以医道活人，神奇变化，泄《素问》之秘。"关于他行医的记载也多有著述。如清·全祖望在《阳曲傅先生事略》中写到："先生既绝世事，而家传有禁方，乃资以自活。"清·稽曾筠在《傅徵君传》中写到："精岐黄术，遂于脉理，而时通以儒意，不拘于叔和丹溪之言。踵门求医者，户常满。贵贱一视之。"朱还《阳曲学案·提要》："国变后，以皇冠自放，家财散失尽矣。自中岁至盖棺，皆恃医以自给。"等等不胜枚举。那么他的医学知识又是从何而来的，师承授受关系又是怎样的呢？就这一问题，很多学者进行了研究，其中最具代表性的是著名文献专家钱超尘先生，他专门对傅山从医的学术根祗和医学思想源流进行了深入的探讨。钱超尘教授指出，通览《傅山全书》《傅山全书补编》《霜红龛集》中有关医事活动的记载，可以看出傅山对中医经典著作几乎无所不读，而且不仅读还有所感，写有许多随感短文。通过这些文字，可以了解到他对《内经》《本草》《伤寒论》《金匮要略》及唐宋之后的医家著作精熟于心。归纳起来傅山的学术渊源主要有如下特点：

（一）深入研究《内经》

傅山关于《内经》的论述很多，如《霜红龛集》卷二十九《杂记·四》中云：谚语"早看东南，晚看西北"，见《素问·五运行大论》："岐伯曰，太始天元册文：丹天之气，经于牛女戊分；黅天之气，经于心尾己分；苍天之气，经于危室柳鬼；素天之气，经于亢氐昂毕；玄天之气，经于张翼女胃。所谓戊己分者，奎壁角轸，则天地之门户也……《遁甲经》曰：六戊为天门，六己为地户。晨昏占雨以西北东南，义取者，雨为土用，湿气升天，故此占也。"可见傅山对经文记忆纯熟，故能做到随读古籍随时与医学典籍对比考证，真正做到融会贯通。《霜红龛集》卷二十三《淮南存隽·泰族训》："'毛蒸理泄'……《灵枢经·营卫生会篇》有此四字。"《管子·内业篇》："'得道之人，里丞而屯泄'注：'谓凑里程达，屯聚泄散。'案，'丞'即'蒸'。'毛'与'屯'易混。然毛字明而浅，屯字细隽矣。"通过这段文字亦不难看出，傅山对《内经》的研究精深入微，字字推敲，求取真意。

随着对傅山研究的不断拓展和深入，山西省中医药研究院的王小芸、赵怀舟等，在对傅山医著的文献考证及校勘整理研究工作中，根据马继兴先生《中医文献学》中提供的线索，不仅找到了国家图书馆存藏的傅批《素问》和《灵枢》的全秩，还意外发现了北京大学图书馆存藏的傅批《黄帝内经素问》。经有关专家从笔迹、字体、钤印等初步鉴定，这两部书确认为傅山先生的批注。文中句读多用红笔，正文中多见字上、字旁的红笔圈注，小字夹注，出具图例等多种文献标注形式。文中出现的穴位名称多用红笔圈注于字上，或在穴位名称旁边双竖线标明。批注的内容有些是引用《说文解字》对条文中字的解释，多数是对条文的理解或发挥或是自己的见解。傅山如此认真细致地批阅《内经》，足以见他对这部医学经典的重视程度，对于其苦读经典，不懈钻研的过程也可窥见一二。这也就不难理解前面提到的《霜红龛集》里，诸多记载所反映出的傅山对《内经》为什么能够如此精熟。正如傅山讲到读书方法所说的："读书不可贪多，只于一种里钻研穷究，打得破时，便处处皆融。"傅山自己正是这样做的。

钱超尘先生也对傅批《内经》，进行了详尽细致的研究。对傅山手批《内经》的时间、流传概况以及批注内容进行了全面考证，认为傅山研读《内经》不是一年，不是一次，而是多年多次，其中《内经》经文、王注、林校对他的开悟与影响十分深刻，认为后来傅山之所以能够成为"仙医""圣手"，绝非天授，而是来自苦读。对照现存傅山关于中医理论的论述和对疾病的分析，他的中医理论源自《内经》毫无疑问。

（二）遍读医学典籍

傅山治学严谨，讲求探源溯流，集众家之长，融会贯通，又独出心裁。对于博采众家，《傅山全书》第 7 册卷二十九云："吾家自教授翁以来，七八代皆读书解为文，至参议翁著。下至吾，奉离垢君教，不废此业，然大半为举业拘系，不曾专力，至三十四五，始务博综。"大概也就是从这个时候开始，傅山开始广泛涉猎经史子集，也开始了学习医学之路。在重点研读《内经》之余，遍读历代医学典籍，《神农本草经》《名医别录》《伤寒论》《金匮要略》《备急千金要方》《千金翼方》《本草纲目》《南阳活人书》《证治准绳》等，在《霜红龛集》中均有提示。《霜红龛集》卷四十中，记载了他研究《南阳活人书》的心得："《南阳活人书》一百一问，非不精细，吾亦不无二三则疑之。来星海多所拨辩。唯太阴腹痛一条，桂枝芍药加大黄汤最得长沙奥旨，不可思议也。"在《霜红龛集》卷十一《卖药》一诗中，表达出《伤寒论》《金匮要略》是在《伊尹汤液经》的基础上撰写而成之意，处处透出傅山深思博考的读书精神。

（三）融合老庄道家思想

抛开傅山的医家身份，他是明末清初一位重要的思想家。身处理学奴性盛行时期的傅山，旗帜鲜明地反对理学道统，研究诸子百家，尤对老庄学说倍加推崇，他自称"老夫学老庄者也"。他曾手批《庄子》一书，并注释过《老子》，他读老庄的体会感想在《霜红龛集》中有着相当数量的记载。由此可知，老庄思想对傅山的人生观和价值观有着深远的影响。这样对于明朝灭亡之后，傅山遁入道家之门也就不难理解。

傅山在医学方面的师承关系，在现有文献资料中没有找到明确记载，但是对于其入道的经历及道学师承关系却十分明确。据乾隆《阳寿县志》及《傅山全书·新编傅山年谱》记载，傅山曾于甲申之变后的同年中秋隐身黄冠，在寿阳五峰山龙池，拜道教中颇有名望的还阳真人郭静中道长为师，正式出家为道士。从时间上来看，傅山入道先于傅山行医。

道家本身就十分讲究养生，更是擅长利用各种传统医学的手段辅助修行。因此，傅山研读大量医学著作就不足为奇了，起初可能就是为了"博综"和辅助修行，但同时也为后来的行医奠定了坚实的基础。此外，现存文献中还有一些傅山在道教医学方面的著作。南京图书馆藏有题名太原傅山青主纂的《丹亭问答》抄本一种，台湾也有一些傅山抄本的道家养生著作。台湾学者萧天石研究了收藏于台湾的四部傅山亲笔手录整理的道教医学著作，即：第一部是《丹亭真人卢祖师养真秘笈》，署太原傅青主录，有礼亭考证记；第二部是《丹亭悟真篇》，署太原傅青主录；第三部是《傅青主丹亭问答集》，署太原傅青主纂，有天笃老人石舟题字并序；第四部是《丹亭真人卢祖师玄谈集》，署太原傅青主手录秘本，之后主编了《道藏精华》丛书，由台湾自由出版社于1983年影印出版。在《道藏精华·单亭真人传道秘集》的序中云："青主曾师事龙门派卢祖师丹亭真人，尽得该派秘诀法要，纂录以传世。"郭静中、卢丹亭均为道门名士，这些都为傅山道教的承袭找到了确凿的证据。

在傅山的医学思想中，带有鲜明的道家思想。表现之一，用哲学思想指导医学实践。傅山继承了老庄"有生于无"的哲学思想，认为天地万物生于有与无的统一，并认为世上一切事物"无不当变"。他将这种思想运用于医学，将有无解释为"气"，认为气是天地万物产生的根源，因此尤为重视气化学说。气化学说在《傅青主女科》中占有重要地位。比如，傅山认为气化是月经形成的关键，他说经水"出于肾，乃癸水之化"。在治疗上更是运用"精满化经""补气以生血"的理论。表现之二，是他寓于人事中的道家养生哲学。傅山并不认可道家的神仙之说，认为人是不可能长生不老的，但是经过努力，益寿延年还是可以做到的。他将道家的恬静虚无的养生原则应用于中医养生，主张以守神来排除外界的干扰，修身养性，从而健康延年。当然，同时也不可避免地表现出了道家思想的局限性，如他对"鬼胎"的认识，对"季经"的认识，带有不同程度的鬼神色彩，在研读时应该予以正确认识。

二、学术特色

（一）理论特点

1. 重继承而擅创新

傅山把医疗之事比作兵家排兵布阵，既有章法可循，又不可拘泥。《霜红龛集》卷四十《杂记·五》："医犹兵也。古兵法阵图，无不当究，亦无不当变，运用之妙，在乎一心。"他在前人妇科理论指导下，崇经而不泥经，常常在叙述常人之认识后，抒发自己的见解，并举一反三，勇于创新。正如他在《题幼科证治准绳》中所说："既习此，实无省事之术，但细细读诸论"，又言"不可不知其说，不可尽倚其说"。

（1）对妇女生理的认识

胞宫：《傅青主女科》（以下简称《女科》）："胞胎为五脏之外一脏耳，

以其不阴不阳，所以不列为五脏之中，胞胎所以不阴不阳者，以胞胎上系于心包，下系于命门，系心包者通于心，心者阳也，系命门者通于肾，肾者阴也，是阴中有阳，阳中有阴，所以通于变化或生男或生女，俱从此出，然必阴阳协和不偏不枯，始能变化生人，否则否矣。"傅山提出胞宫具有阴阳双重属性的特点，既不属于五脏，也不属于六腑，承担着孕育生命的重要使命。

月经：《女科》指出："经原非血也，乃天一之水，出自肾中，是至阴之精，而有至阳之气，故其色赤红似血，而实非血也。"认为"经本于肾"且与脏腑相关，并非身体中的血液，依据天癸为肾水，肾经化血的理论而来。

种子：《女科》指出："胎之成，成于肾脏之精"，明确成胎的关键在于肾。还说"妇人受妊，本于肾气之旺也，肾旺是以摄精"。"人之所以坐胎者，受父母先天之真火也，先天之真火，即先天之真气以成之"。《种子篇》所列10种不孕的原因，与肾相关的有8种，也充分说明了肾与种子的密切关系。

胞胎：傅山认为，胎成之后，须靠肾水以养，肾气以固。《女科》指出："夫胎者，本精与血之相结而成，逐月养胎，古人每分经络，其实均不离肾水之养，故肾水足而胎安，肾水亏而胎动。""胎胞疼痛而究不至下坠者，何也？全赖肾气之固也。""胎成于气，亦摄于气，气旺则胎牢，气衰则胎坠。"

（2）对女科疾病的认识

带下病：傅山对带下病极为重视，将其列在诸篇之首。他对带下病的认识总归为"夫带下病俱是湿症，而以带名者，因带脉不能约束，而有此病，故以名之。"按照五色对带下病进行分类论治。如："夫白带乃湿盛而火衰，肝郁而气弱，则脾土受伤，湿土之气下陷，是以脾精不守，不能化荣血以为经水，反变成白滑之物，由阴门直下，欲自禁而不可得也。""夫青带乃肝经之湿热。""夫黄带乃任脉之湿热也。""夫黑带者，乃火热之极也。所以但成黑带之症，是火结于下而不炎于上也。""夫赤带下亦湿病，湿是土之气，宜见黄白之色，今不见黄白而见赤色，火热故也。"

月经病：傅山把月经病归纳为 14 种，多从脏腑经络、气血水火入手，辨证深入浅出，振聋发聩，常发人所未发。如其曰："妇人有先期经来者，其经甚多，人以为血热之极也。谁知是肾中水火太旺乎！夫火太旺则血热，水太旺则血多，此有余之病，非不足之症也。""妇人有经水后期而来多者，人以为血虚之病也，谁知非血虚乎！盖后期之多少，实有不同，不可执一而论。盖后期而来少，血寒而不足；后期而来多，血寒而有余。""妇人有经来断续，或前或后无定期，人以为气血之虚也，谁知是肝气之郁结乎！""妇人有年五十外，或六、七十岁，忽然行经者，或下紫血块，或如红血淋。人或谓老妇行经，是还少之象，谁知是血崩之渐乎！""妇人有经水忽来忽断，时疼时止，寒热往来者，人以为血之凝也，谁知是肝气不舒乎！""妇人有经水过多，行后复行，面色萎黄，而困乏愈甚者，人以为血热有余之故，谁知是血虚而不归经乎！""经云：女子七七而天癸绝。有年未至七七而经水先断者，人以为血枯经闭也，谁知是心肝脾之气郁乎！"

不孕：傅山认为"胎之成，成于肾脏之精。"他把常见的不孕分为 10 种，认为除了肥胖和嫉妒不孕与肾无关外，其余 8 种都与肾有关。其曰："妇人有瘦怯身躯，久不孕育，人以为气虚之故，谁知是血虚之故乎！或谓血藏于肝，精涵于肾，交感乃泄肾之精，与血虚何与？""以肾为肝之母，母既泄精，不能分润以养其子，则木燥乏水，而火且暗动以铄精，则肾愈虚矣。""妇人有饮食少思，胸膈满闷，终日倦怠思睡，一经房事，呻吟不已，人以为脾胃之气虚也，谁知是肾气不足乎！"

（3）对女科病因病机的认识

《傅青主女科》中，每论一病一证，必探其病因，言简意赅、扼要得当。认为女科疾病的主要致病因素，是肾肝脾功能失调、气血虚弱、冲任损伤。对于肾的功能失调，尤为重视"不慎房帷"这一伤肾的要因；对于肝功能失调，根据"怒伤肝"的理论，十分重视情志方面的原因。他还灵活运用五行学说，根据五行生克关系，探讨病机原理，重视脏腑之间的传变影响，对疾病的发生或从母子相互累及，或从相乘相侮论及。此外，还格外注重气血对经、带、妊、产的影响，以及气血之间的相互关系。这些不仅提示后学治病时应探微索隐，详察病因以正确治疗，而且对妇女四期保健，防患于未然，也有积极的指导意义。

（4）对女科疾病治疗的认识

《傅青主女科》中，处处体现出傅山因病治宜，灵活运用，有取有舍，对前人之说"不可尽依"，生搬硬套的思想。如《女科·调经》中，其定经汤、调肝汤、两地汤、温脐化湿汤和健固汤等诸多方剂的组成，有常有变，随证加减，说明他一方面继承古训，一方面吸取新知，从而创制出行之有效的方剂。《女科》在很多疾病的治疗上，还提出了简明扼要的观点。如带下病篇首即提出"带下俱是湿症"，一语千钧，为临床治疗带下病提供了明确的思路。再如，对经水过多一证，一般多是从血热或气虚论治，而傅山认为是"血虚不能归经"，并辨证地指出"血归于经，虽旺而经亦不多，血不归经，虽衰而经亦不少"，为治疗崩漏拓宽了视野。对月经"赤红似血而实非血。""乃天一之水，出自肾中，是至阴之精而有至阳之气"的见解，破世俗之误而更高一筹。可见傅山敢于创新补先人之不足的优秀品质。

2. 重五行学说与脏腑气化

傅山在前人五行理论的基础上，十分重视脏腑之间的这种气化关系，并认为五脏除了具有各自的五行属性外，脏腑之间之所以能够相互协调，不卑不亢，主要是靠这种五行模式来制衡的。如果某一脏腑功能失调，也势必通过这一关系影响其他脏腑，因此在治疗上除了对所病脏腑的治疗外，还根据五行的生克制化规律来调整各脏腑之间的偏盛偏衰，泻其有余，补其不足，使之维持在动态平衡之中，从而恢复正常的气化的功能。如在治年未老经水断一证中，傅山指出"使水位之下无土气以承之，则水滥灭火，肾气不能化；火位之下无水气以承之，则火炎烁金，肾气无所生；木位之下无金气以承之，则木妄破土，肾气无以成。"说明了月经来潮有赖于肾中精气充足，而肾之精气化生又需要心肝脾三脏的气化功能正常，即脾土强健、肝木条达、心火不亢。若肾气本虚，加之三脏气郁，五行气化失制，亢即为害，则影响肾精生成，肾中精气衰竭，故经水断绝。再如，行经后少腹痛，傅山认为是"肾水一虚则水不能生木，而肝木必克脾土，土木相争则气必逆，故尔作痛"。总之，根据五行的生克制化规律，傅山认为对一脏有余或不足的治疗，可以通过调理与其相关的脏腑来完成。这一观点正与《内经》中"见肝之病，知肝传脾，当先实脾"的理念相合。在《女科》中，傅山以五行理论解释脏腑气化关系的精辟论述比比皆是，当为后学所重视。

3. 充分运用脏腑学说和奇经理论

（1）脏腑学说

傅山在《女科》中，时刻把握肝脾肾三脏，以三脏功能失调作为主要病因病机加以阐述。如认为："白带乃湿盛而火衰，肝郁而气弱，则脾土受伤，湿土之气下陷，是以脾精不守，不能化荣血以为经水，反变成白滑之物。"又言"脾统血，脾虚则不能摄血矣，则脾属湿土，脾虚则土不实，土不实而湿更甚"。"脾胃之气虚，则胞胎无力，必有崩坠之忧"。都说明脾以运以统为健，脾病则气血无源，带下、崩漏、堕胎诸病皆由此来。傅山认为："肝属木，其中有火，舒则通畅，郁则不扬。""肝之性最急，宜顺而不宜逆，顺则气安，逆则气动。""肝本藏血，肝怒则不藏，不藏则血难固。""大怒则火益动矣，火动而不可以遏，则火势飞扬，不能生化养胎，

而反食气伤精矣，精伤则胎无所养，势必不堕而不已。""经欲行而肝不应，
则拂郁其气而疼生。"既阐明了肝的生理病理特点，又指出了肝脏功能失调
可导致气机逆乱，精血受损，从而导致妇科疾病的发生。"经水出诸肾，即
肝为肾之子，子母关切，子病而母必有顾复之情"。肝肾为女子之先天，精
血不足，精不化气，精气俱虚，则生殖功能障碍，经孕诸疾皆可发生。

　　总之，傅山重视脏腑理论，尤重肝脾肾三脏的生理病理及它们之间的
相互关系，把肝失疏泄不能藏血调血、脾失统运不能摄血生血、肾虚精亏
不能化气司生殖之功，作为女科诸病的主要病机，从虚立论，为重用滋补
治法奠定了理论基础。

（2）奇经理论

　　经络是人体不可分割的部分。奇经中的冲、任、督、带与妇女生理病
理的联系最为密切，此四脉除了对十二经脉的气血运行发挥蓄溢调节作用
外，还各司其职，各显本经之能，对维护月经行止、聚精成孕、提胞系胎
起着重要作用。傅山对于奇经中的这四脉尤为重视，指出："妇人有冲任之
脉，居于下焦，冲为血海，任主胞胎，为血室，均喜正气相通，最恶邪气
相犯，经水由二经而外出。"又说"带脉者能以约束胞胎之系也，带脉无力
则难以提系，必然胞胎不固，故曰带弱胎易堕，带伤则胎不牢。"然"带脉
通于任督，任督病而带脉始病"。冲、任、督同起于胞中，一源而三歧，皆
约于带脉，它们之间生理上相互联系，发病后亦可以相互影响。一旦奇经
有病，不惟经带诸疾产生，亦难受孕，孕则易坠。因此，调理奇经，使冲、
任通畅，督、带强健，是治疗妇科病的重要途径。

（二）辨治特点

1. 治病求本

　　傅山治病"必求其本"，认为"血崩"诸症，出血是其标，徒治以止
血，血未必可止，必求其病之根本。若阴虚血崩，"必须于补阴之中行止崩

之法"；若气虚为主，又当以补气为主，少佐以补血之品；若为郁结血崩，则以开郁为主，佐以平肝。又，治疗"胸满少食不受孕"，认为此病虽由脾胃虚寒所致，而其根本病因为心肾无火暖之故。指出"夫脾胃之虚寒，原因心肾之虚寒耳。盖胃土非心火不能生，脾土非肾火不能化……治法可不急温补其脾胃乎？然脾之母，原在肾之命门；胃之母，原在心之包络，欲温补脾胃，必须补二经之火"，如此等等。

2. 重视气血

傅山认为，女子以血为本，以气为用，多易耗散，常呈不足，故多种妇科病皆由气血不足所导致。其不仅在辨证上重视气血，在治疗上也注意培补气血、调理气血。《傅青主女科》一书所收诸方，大多以补益气血为主。如书中所列举的固本止崩汤、健固汤、安老汤、固气填精汤、加味补中益气汤、补气解晕汤、救败求生汤、通乳丹等，大多以党参、黄芪、当归、熟地为主药。且这些药物的用量也较大，体现了妇女以气血为本的学术思想。

3. 强调"肾"的重要性

傅山在《女科》各篇中都强调"肾"的重要性。如在月经病篇中明确指出"经本于肾""经水出诸肾""肾本虚，何能盈满而化经水外泄"。说明傅山肯定了"肾"为经水之源，肾精丰盛，则冲脉气盛，任脉畅通，督脉温煦，月经正常。反之，肾气不足或肾精亏虚，则月经延后或月经量少。在他所列的调经止崩方药中，如固本止崩汤、加减当归补血汤、清经汤、两地汤等，大多使用了熟地、山茱萸、巴戟天、菟丝子、川断、枸杞子等补肾之品。

又如，在"下部冰冷不孕"篇中说："下部冰冷不孕，非火不暖，交感之际，阴中绝无温热之气，谁知是胞胎寒之极，今胞胎既寒何能受孕。故治胞胎者，必须补心肾二火而后可，用温胞饮。"方中使用巴戟、杜仲、补骨脂、芡实等补肾之品，温肾壮阳，助肾驱寒。由此观之，傅山在生理、病机及治疗等方面，都充分体现了重视"肾"在妇科中的作用。

4. 从肝论治妇科诸病

妇人之疾，郁证居多。孙思邈指出："女子嗜欲多丈夫，感病倍于男子。"在《女科经纶》中引方约之说："凡妇人病多是气血郁结，故治以开郁气为主，郁开气行，而月候自调，诸病自瘥。"《孟河费氏医案》更进一步指出："男以肾为先天，女子以肝为先天。盖缘肝为血海，又当冲脉，故尤为女科所重。"故肝与妇女生理、病理特点有着密切的联系。

综观《傅青主女科》全书，书中共有条文 77 条，与肝有关的条文即有 26 条，治肝方剂约 20 首，由此可见，傅山对妇产科的各种疾病多从肝论治，运用治肝解郁法治疗多种妇产科疾病，是其主要学术特点之一。

（1）从肝论治带下病

带下多为湿证，因带脉不能约束而为之，脾能化湿，故治带下多从脾治。然"脾气之虚，肝气之郁"，湿气之浸，热气之逼，安得不成带哉！带虽由脾虚湿盛，而脾虚每多肝郁，故舒肝亦为止带常用之法。

白带主治方完带汤中，有大量健脾燥湿的苍术、白术、山药、车前子等，配以柴胡，舒肝解郁。其意如傅山所言，治法宜大补脾胃之气，稍佐舒肝之品，使风木不必塞于地中，则地气自升腾于天上，脾气健而湿气消，自无白带之患矣。

对于青带，则直言乃肝经之湿热，治法"宜解肝木之火，利膀胱之水，则青绿之带病均去矣"，方用加减逍遥散。

认为赤带乃肝火脾湿所致，治法"须清肝火而扶脾气"，方用清肝止淋汤。

（2）从肝论治血崩

血崩的原因很多，一般认为血热、气虚、肝火较为多见，但该书提出了"郁结血崩"。指出："盖肝之性急，气结则气急更甚，更急则血不能藏，故崩不免也。"治法宜开郁为主，若徒开其郁，而不知平肝，则肝气大开，肝火更炽，而血亦不能止矣，方用平肝开郁止血汤。"平肝可防升散太过，以防肝火更炽，方中舒肝解郁的柴胡，与养血平肝的当归、白芍、生地配用，舒肝郁而不升散，平肝而不降泄的好处。"方中妙在白芍之平肝，柴胡之开郁，白术利腰脐，则血无积住之患。

（3）从肝论治月经病

《女科》在理论上继承了刘完素"天癸既行，皆从厥阴论治"的思想。认为妇科病症重在调理气血，主张扶正解郁，尤善用疏肝解郁之法论治月经失调诸症。如经水先后无定期，其指出："夫经水出诸肾经，而肝为肾之子，肝郁则肾亦郁矣。肾郁而所必不宣，前后之或断或续，正肾气之或通或闭耳。"治宜舒肝之郁，即开肾之郁也，肝肾之郁即开，而经水自有一定之期矣。方用定经汤。此论述可谓精妙，颇有见地，不因袭前人之说。论以肝郁为主，涉及肾、脾二经。

（4）从肝论治不孕

《普济本事方》谓："男以肾为先天，女以肝为先天。盖缘肝为血海，又当冲脉，故尤为女科所重。"《孟河费氏医案》谓："妇人多气，兼忧思仇怒，执拗妒忌，肝火无时不动，每每郁结。"肝气郁而不舒，则月经失调，经水不调，实难以成孕。傅山指出："肝气郁，则心肾之脉必致郁之急莫解。"又云："其胞胎之门必闭"，故而难孕。如嫉妒不孕，因肝郁则心肾之脉必郁，肝木不舒，必下克脾土，而致塞脾土之气，塞则腰脐之气必不利，不能通任而达带脉，则胞胎之门必闭。所以"治法必解四经之郁，以开胞胎之门"。方用开郁种玉汤。

5. 肾肝脾三脏同治

傅山在治疗妇科疾病时，以脏腑辨证为依据，强调肾肝脾三脏的脏腑功能失调是导致诸疾的主要原因，故治疗上强调肾肝脾三脏同治。由于肝脾肾三脏相互协调，相互制约的关系，因而一脏功能失调则可致多脏功能失调而致病。例如"行经少腹疼痛"篇，指出："肾水一虚，则水不能生木，而肝木必克脾土，木土相争，其气必逆，故而作痛。"再如，治嫉妒不孕时，亦重视肝脾肾三脏同调。

在病因病机分析上，亦注重肝脾肾三经之病变，以疏肝而健脾、解肾之郁，以健脾而养肾精，以滋肾精而养肝血，以养肝血而助肾水等。肝脾肾三脏相互促进，相互为用，是《女科》阐发理论、解释方义的理论基础。

（三）组方用药特点

1. 组方特点

（1）先论因机，后定证治，理法方药一体

《傅青主女科》每论一病证，便出一方治，论证都是以设疑、辩论等生动活泼的形式。先议病因病机，在病因病机明确的基础上，再论其治法，即根据治病求本、标本缓急、补虚泻实、正治反治、通常达变等中医治则，制订出相应的治法。正如岳美中云："傅氏《女科》，每一个病之前先有详细论述，示人该病病因、病理、诊断、治疗要点，词简而意明，便利学者，是其著作长处。"

（2）精通本草，用药纯和平淡

傅山精通本草，熟悉药物性味、功效、配伍、禁忌，处方用药精而不杂，药性平和，无一峻品。傅山在《医药论略》中云："药性大纲，莫过于精读《经》《录》以及历代以来续入本草。至于用药之微，又向本草中会通。性气味走经关键之妙，犹轮扁之斫，不可与人言也。吾每推求后代名医认药之性气味及用药方法。处一得意之方，亦须一味味千锤百炼。"

《女科》处方以用 7 味药者最多，其次为 8 味与 10 味较多。如其所云："药贵中病，不论贵贱，在善用之而已。""善医者，只用纯和之品而大病清

除，不善医者，立异惊奇，不惟恐无效，反致百病丛生。"傅山曾以兵法喻曰："医犹兵也。古兵法阵图，无不当究，亦无不当变。运用之妙，在乎一心，妙于兵者，即妙于医也。总之，非不学问人所可妄谈。"

从《女科》用药来看，其对苦寒泻下及破气破血之品使用较少或不用。

（3）制方构思巧妙，法度严谨

岳美中十分推崇《女科》方药。他在《岳美中医话集》中说："傅氏用药，十分大胆，方剂组合尤其巧妙。用药多者恒多，动辄以两，少者恒少，仅用几分。这种轻重悬殊合于一方的用药法，实是匠心独运……傅氏之方，粗看虽无法度，实际还是本仲景制方准则而来，不过能够神明变化而已。"曾举完带汤、温经摄血汤为例，阐发其轻重变化之微妙。

《女科》方中君臣药可重用数两，而佐使药则轻到几分。其上下卷所载方剂中，其中主药（或辅药）用量十两以上者有 2 方，主辅药用量二两以上有 9 方；主辅药在一两以上有 45 方；主辅药用量在五钱以上 11 方；主辅药不足五钱只有 1 方；佐使用量甚轻，佐使用量不足一钱者 30 方；一钱以上者 12 方。

（4）药有动静之分，有制有生，平衡阴阳

用药动静结合，亦为《女科》用药之一大特点。傅山认为，补气健脾之药属静药，而调气活血之药属动药。在组剂处方中，用静药佐以动药，用动药佐以静药，常以动静结合，有制有生，平衡阴阳，常能收到很好的疗效。因此傅山在制方时，每补剂必加疏药，补而不滞；通剂必加敛药，散中有收。动静相伍，一般静药量宜大，动药宜小。凡补养之静药必重用，方能濡之守之，而疏调之动药虽轻用，亦可煦之走之。

以完带汤为例，方中白术、山药各 30g，白芍 15g，人参 6g，车前子 10g，苍术 10g，甘草 3g，柴胡 2g，陈皮 1.5g，黑芥穗 1.5g。全方以静药为白术 30g，最善运脾，大其量是用以补养，补土以胜湿。用动药为反佐，用

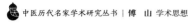

量小，小其量是用以消散，寓补于散之，寄消于升之。若剂量相同，则必然失去补益脾土之功，难收到利湿止带之效。

（5）重视单味药物的运用，出神入化

傅山云："善医者，只用纯和之品而大病清除，不善医者，立意惊奇，不惟恐无效，反致百病丛生。"故傅山所选药均药性平和，无大温、大燥之品，且均是临床中常用之品，但是却灵活运用于女科各种病症之中。

《女科》所载方剂中，用荆芥的方剂有 26 首，分别散见于带下、血崩、调经、小产、正产、产后、血晕、类中风、阴痛等章节。荆芥为辛温、发散、祛风、理血之品，入肝、肺二经。《女科》运用荆芥，多以炒荆芥或以荆芥炭入药，故少用其发表之性，而注重其祛风、理血之功。其他如白术、熟地、当归、炮姜、白芍等常用药物，经傅山巧妙辨证运用后均收奇效，可见其对单味药物运用的精巧。

（6）化裁古方，善用对药

傅山精于方药，执方而不拘泥于方，在审因论治的前提下，善于变通古方，独创新意。如治年老血崩之加减当归补血汤，即《兰室秘藏》当归补血汤加三七根末三钱、桑叶四片而成。"夫补血汤乃气血两补之神剂，三七根乃止血之圣药，加入桑叶者，所以滋肾之阴又有收敛之妙耳。"治女子身瘦不孕的养精种玉汤，即四物汤去川芎易山萸肉倍熟地变化而成。一药物之更替，一药量之增损，则变补血调肝之剂而为填精益肾之方。治妊娠怒堕胎之利气泄火汤，乃八珍汤去茯苓、川芎加黄芩组成。"此方名虽利气，而实补气也。然补气而不加以泄火之品，则气旺而火不能平，必反害其气也。故加黄芩于补气之中以泄火，又有熟地、归、芍以滋肝而壮水之主，则血不燥而气得和，怒气息而火自平，不必利气而气无不利，即无往而不利矣。"

此外，在《女科》中，处处可见对药的巧妙应用。如人参、白术的配伍，一为健脾益气，一为大补元气，两药同用补气生血，用于气虚所致诸症；熟地与白术配伍，熟地以制白术燥性，并且两药一阴一阳，阴阳相济，一脾一肾，调理脾肾而重人之本；熟地、白术、白芍三味相伍，白术健脾，熟地滋肾，白芍平肝，肝脾肾三脏同治；又如易黄汤，山药与芡实一补一涩，车前子配白果一利一涩。

2. 用药特点

（1）以补益气血为主

《女科》用药以补益药为主。傅山治疗妇科疾病多以补益气血为主。在傅山用药当中，解表、化痰利湿、活血化瘀、清热等药物用药频次较低，用量小，且大部分为辅药。

（2）用古不泥古

《傅青主女科》重视古方，往往根据病症灵活选用或创制新方。如李东垣治疗脾胃病之补中益气汤，在此书中却分别加减治疗"肥胖不孕""妊娠浮肿""正产胞衣不下"等证。又如，生化汤原出自《钱氏世传方》，傅青主在原方基础上去熟地黄、黄酒，重新斟酌组方为：当归、桃仁、川芎、炮姜、炙甘草、大枣，广泛用于治疗妇科疾病。

（3）重视引经药

由于《女科》所治病症的特殊性，故大多引经药入胞宫、入血分等与妇产科疾病相关的脏腑和经络。如荆芥，定经汤中用其取舒肝开郁之功，配柴胡舒肝之气，引药入肝；顺经汤中黑芥穗引血归经以止血，又寓有顺气调肝以降逆之意；加减四物汤主治月经过多，黑芥穗引血归经；引经止血汤用芥穗引败血出于血管之内，并佐黑姜以止血。

温脐化湿汤，方后云："此方君白术以利腰脐之气，用巴戟天、白果以通任脉，扁豆、山药、莲子以卫冲脉……冲任之气易通不易降，故化湿不用苍术、薏米仁之类。"可见，白术、巴戟天、白果、扁豆、山药、莲子的

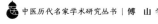

应用，在《女科》的治病系统中为专属入经之品，专疗冲任二脉之疾。因此，调治冲任督脉，尤其是调治冲任二脉被认为是治疗妇科疾病的重要方法之一。可见，在治疗妇科疾病时选用直入冲任督带之经的药物起效更快。

（4）讲究用药剂量和疗程

《傅青主女科》诸方，凡扶正补益之品，如当归、白芍、熟地黄、山药、人参、白术、菟丝子等药用量较重，少则五钱，重则一两；而柴胡、荆芥、薄荷、香附等解郁疏肝之品，用量较轻，多则一钱或三钱，少则五分到六分，其比例为5∶1，甚则10∶1。通肝生乳汤用熟地黄一两，当归、白芍、白术均为五钱，配伍柴胡、通草均为一钱；解郁汤用当归、白芍均为一两，用枳壳五分，砂仁三粒，薄荷二钱；平肝开郁汤用当归、白芍、白术均为一两，用柴胡一钱，用荆芥二钱。此外，傅山每方后面都附有大致的疗程和具体用药剂数，且有的嘱咐不可过剂。由此可见，他对疾病病机病因分析透彻，通过疗程控制病程。

3. 注重炮制

傅青主对药物的炮制学深有研究，针对不同的病证，应用不同的炮制方法，使药效达到最佳效果，而对同一种药物也有不同的炮制，一药多法的主要原因是针对不同的病因病机。

（1）炮制方法

生用： 黄芪、酸枣仁。

制： 附子、半夏。

水制法： 洗净：肉苁蓉。泡：桃仁。水飞：鬼臼。酒洗：川芎、当归、地骨皮、玄参。不酒洗：当归。盐水浸：巴戟天。酒浸：菟丝子、巴戟天、覆盆子。姜汁洗：橘红。

火制： 炒：土炒：白术。酒炒：白芍、车前子、生地黄、香附、菟丝子、延胡索、黄芩。酒炒黑：生地黄、黄芩。酒炒焦：白芍；炒：栀子、山药、芡实、五味子、枳壳、桃仁、白芥子、扁豆、薏苡仁、菟丝子、神曲、鳖甲、苏子、砂仁、丹皮、莱菔子。盐水炒：黄柏、补骨脂。醋炒：白芍、郁金。白面炒：阿胶。蛤蚧粉炒：阿胶。炒黑：杜仲、荆芥、山楂。

炙：炙：甘草。醋炙：龟板。

煅：石膏。

水火共制：蒸：九蒸：熟地黄；蒸：山茱萸、覆盆子。

修治：纯净处理：去心：远志、麦冬、巴戟天。不去心：莲子。去皮：茯苓、扁豆。去粗：肉桂。去芦：人参。去核：山茱萸。去皮尖：桃仁。去油：乳香、没药。不去油：乳香、没药。

粉碎处理：研末：三七根、沉香。研：桃仁、白芥子、肉桂、五味子、苏子、砂仁、鬼臼、麝香、莱菔子、白豆蔻。捣：扁豆。捣碎：白果、酸枣仁、苏木。

（2）炮制目的

傅山认为，药物进行炮制的目的包括以下三个方面：

①减轻附子、半夏等药物的毒性

此书中的附子、半夏，炮制过后毒副作用大大降低，而且其本身原有的功效也大幅提升，如附子的温阳作用、半夏的化痰止呕作用。附子的炮制方法包括盐制、卤制、长时间煎煮等，使其毒性降低。半夏则通过姜制、明矾制等方法，降低其毒性。

②通过加入相应辅料炮制，增强药物原有功效

在中药炮制的过程中，经常加入辅料进行搅合，其主要目的在于增强药物的作用，提高临床疗效。《傅青主女科》中涉及到的辅料大体有酒、醋、盐、土、白面、蛤蚧粉、姜汁。如酒炒白芍，酒洗当归、川芎等，目的是加强通经活血的作用；而醋炒白芍、郁金是为了加强止痛的作用；盐水浸巴戟天使其入肾经，以达加强补肾壮阳填精的功效；土炒白术取其异

物同功之义，即增强补中土、健脾气的功效。

③通过炮制，改变药物性味功效

通过炮制，改变药物的性味功效，在某种情况下适应临床需要，也适应病人个体差异的需要。

白芍制法：酒炒偏于活血，而酒炒焦主要是升提白芍敛阴之功。

生地黄制法：酒炒和酒炒黑两种制法。两地汤治疗阴虚火旺之经水先来，只有一二点者。酒炒生地黄，可以制其大寒，不伤胃气；酒的活血通经作用又可以增强其清肾与骨中之热的力度。助气补漏汤治疗气虚不能摄血致妊妇有胎动、小便时有血流出者。生地黄酒炒焦，泄火又不至于伤已虚之正，而酒炒黑又可以在缓和的行血之中止血。

荆芥穗制法：均用炒黑的制法。妇科疾病涉及到血分者居多，用芥穗炒黑则入血分，起到引诸药入血分而达治病之目的。

乳香、没药制法：两药则用了去油方法，而在另一方中则没有用去油制法。救损安胎汤，"妇人有失足跌损，致伤胎元……凡内之气血素亏，故略有闪挫，胎便不安……必大补气血，而少加行瘀之品，则瘀散胎安矣"。乳香、没药去油，且用量仅为一钱的目的，虽是为了加强行瘀的效果，使瘀血尽去，但力量较小，因为以固胎为本，力宏则有损胎元；而送胞汤中乳香、没药则未去油，且剂量达到一两的目的也是提高了其破瘀之效。

阿胶制法：蛤蚧粉炒和白面炒。在润燥安胎汤用蛤蚧炒阿胶，其一是使阿胶之滋阴润燥之功随蛤蚧入肾经，滋补肾水；其二是使蛤蚧的补肺之功随阿胶入肺，金水相生，肾水亦能速生。在调肝汤中应用白面炒阿胶，一是用白面炒，能厚肠胃，补脾气之不足；二是助阿胶补肾水，肾水足则能调和五脏，不生变证。

肉桂、巴戟天制法：温胞饮治疗胞胎之寒凉，心肾二火衰微所致的宫寒不孕。肉桂研用，可使有效成分释出，达到温补肾阳的最佳效果。巴戟天的盐水浸和酒浸的区别：温胞饮中盐水浸用巴戟天，是加强该药入肾的补阳的功效；而宽带汤用酒浸巴戟天，一者是加强其舒缓筋脉的拘急，二者是加强巴戟天入肾经，通利腰脐不利，补肾作用又进一步加强。

龟板制法：醋炙。遂瘀止血汤治疗瘀血作祟的闪跌血崩，治法须行血祛瘀止疼，龟板醋炙，既可以起到止血之功，又可以起到止疼之效。

黄芪制法：生用。用生黄芪既能补气摄血，又可泄阴火。当归补血汤治疗正产气血两虚血晕不语，黄芪与当归同用，气血双补，回旋已失之气血；补气升肠饮治疗气虚下陷所致的产妇肠下，黄芪补气提中升肠；完胞饮治疗手伤胞胎淋漓不止，用黄芪生肌补气，以助胞胎恢复；通乳丹治疗产妇气血两虚所致乳汁不下，黄芪补气生血而生乳。

4. 常用药物

傅山用药独具匠心，常常别出心裁，下面重点介绍《傅青主女科》中常用的几味中药的使用特色。

（1）白芍

《傅青主女科》方中有33方使用白芍，有12个方剂其用量最大，有7个方剂其用量在一两以上，除了清海丸中用一斤之外，一般用量皆在三钱至一两之间。

傅山用白芍经验有三：其一，肝病必用芍药。产后肝痿的收膜汤，"病之在肝者，尤不可以不用"。其二，白芍"调肝气以助心肾相交"，通过补肝可以增进补心。其三，借白芍之味酸以助收脱。收膜汤中白芍"借酸收之力，助升麻以提升气血，所以奏功之捷。"

（2）柴胡

《傅青主女科》中使用柴胡有14方，剂量均未超过一钱。

傅山用柴胡经验有三：其一，柴胡开郁。治疗白带下的完带汤，其病机为"脾气之虚、肝气之郁、湿气之侵、热气之逼"，方中用柴胡六分以开郁。治疗郁结血崩的平肝开郁止血汤，大剂量的白芍、当归（皆为一两）、配合小剂量的柴胡（一钱），白芍平肝，合当归养肝血；柴胡开郁，诸药配伍，郁结散而血崩止。其二，柴胡提气。治疗胞衣不下，用补中益气汤进行加减。用柴胡三分，与大剂量的补气药相配合，并配伍一般剂量的补血药，以及同为升提药的升麻、理气的陈皮、理浊气的莱菔子。利用升清气达到降浊气的目的，而不再另用推送之法。治疗胸满不思食不孕的升提汤，此方柴胡即是作为升提之用。其三，肾水不足时，尽量避免使用柴胡。

（3）白术

《傅青主女科》中所有单独解释白术的方义时，皆是用"利腰脐"。与人参同用时会用"补气"。由于傅山对前面章节中所提及腰脐理论的特殊认识，使白术不再局限于健脾，进而通过其对气机、带脉、胞胎、任督的影响，扩大了白术在《傅青主女科》经带胎产诸病中的应用。《傅青主女科》超过一半以上的方剂中使用白术。《傅青主女科》使用白术除了高频次以外，47方中有20方白术的用量在一两以上。如此不寻常的大剂量、高频次的使用白术，为《傅青主女科》的用药特色之一。

傅山用白术经验有三：其一，白术补气。参、术的配伍为《傅青主女科》的补气基本组合。47方使用白术中，有33方与人参相配，如利气泻火汤、固气汤、引精止血汤、援土固胎汤及完胞饮等。剂量最大为援土固胎汤，分别是人参一两与白术二两，用以治疗妊娠脾胃气虚胞胎无力，吐泻腹疼，势急不可缓。傅山指出"土崩非重剂不能援，火衰虽小剂而可助"。其二，白术利腰脐。其三，白术补脾肾。白术人参药对、白术山药药对、白术熟地药对。

（4）巴戟天

《傅青主女科》用巴戟天治疗4种月经病：经前泻水、经前大便血、经水将来脐下先疼、行经后少腹疼痛；治疗5种不孕：少腹急迫不受孕、胸满不思食不孕、胸满少食不受孕、下部冰冷不受孕、便涩腹胀足浮肿不受孕；治疗 2 种产后病：产后肉线出、产后恶心呕吐。

傅山用巴戟天经验有三：其一，补脾肾。如健固汤、温土毓麟汤、宽带汤、调肝汤等。其二，交心肾。如顺经两安汤。其三，通任脉以利下焦寒湿。如温脐化湿汤治疗"下焦寒湿相争"，而经水将来脐下先疼。"此方用白术以利腰脐之气；更用巴戟、白果以通其任脉；扁豆、山药、莲子以卫冲脉"。

傅山用巴戟天主要针对的基本病机为脾肾气虚与虚寒、心肾之火衰微，进而出现心肾不交、胞胎寒、带脉拘急与虚脱（与脾胃气机不利相关）。

（5）附子

《傅青主女科》使用附子有 4 方。

傅山用附子经验有三：其一，温肾阳为体暖胞胎为用。如温胞饮治疗因心肾二火衰微，导致胞胎虚寒而下身冰冷不孕。方用微量附子温肾阳。其二，温肾阳以助温脾胃之阳。如援土固胎汤，治疗妊娠妇女因为脾胃虚极，而上吐下泻、腹痛难忍、胎动欲堕，上吐下泻更进一步损害脾胃之气，加重其虚弱的程度，因此必须急救脾胃之气。但脾胃已虚而胎动欲堕，故傅山用"补其心肾之火，使之生土"，使火土接续、胎固而安，方用援土固胎汤。方中仅少用附子五分、肉桂二钱、砂仁三粒等以引火，此处附子仍以温阳为功用，但却是以温脾胃之阳为主要目的。其三，通经催生。如转天汤，是方最精妙之处在于，微量升麻与一般剂量的牛膝升降并用，再配合小量的附子，虽仅用一分，傅山自述"欲其无经不达，使气血迅速以催生。"

（6）五味子

《傅青主女科》所载方中共计 6 方使用五味子，其用量皆偏小。

傅山用五味子经验有三：其一，交通心肾。如治疗行房不慎而致血崩之固气汤，此方巧妙之处在于，远志仅用一钱、五味子仅用十粒，用小量交通心肾，故能通治气虚而崩漏者。其二，温肾益精治血寒。如治疗血寒而有余之经水后期，应"补中温散之"而"大补肝肾脾之精与血"。方用温经摄血汤，五味子仅用三分以温肾益精。其三，与麦冬合用以强阴益肾精。傅山认为，白芍之酸以平肝木，则肝木不克脾；用五味之酸以生肾水，则肾能益带脉。可见，用五味子之酸味以补肾水，而补肾能宽带脉之拘急而治疗不孕。傅山示以五味子独特的微量运用，既可防过酸过温之害，又可得酸益肾水，温益肾火之益，可供后世借鉴。

（7）荆芥穗

《傅青主女科》所载方中共计 21 方使用荆芥穗，约占六分之一。剂量有轻重之分，用法有生炒之别，荆芥穗与他药配伍，其作用多有演绎。傅山对荆芥穗的应用，确有独到之处。

傅山用荆芥穗经验有四：其一，荆芥穗升散。如完带汤，方中荆芥穗仅用五分，取其升散，消白滑之物而治带下。其二，荆芥穗通经络。如平肝开郁止血汤，方中黑芥穗二钱，傅山认为"荆芥通经络，则血有归还之乐"。其三，荆芥穗化瘀血。如引精止血汤，方中荆芥穗"引败血出于血管之内"。其四，荆芥穗引血归经。如治疗正产气虚血晕的补气解晕汤，方中用黑芥穗三钱，"荆芥炭引血归经"是也。

傅山

临证经验

一、常见疾病诊治

带下、血崩、月经病、不孕、胎前、产后病是妇科常见病证，傅山在前人的基础上，对妇科主要病证有了更为深刻的认识，立论见解独特，制方不失古人准绳，用药纯和无一峻品，且辨证简明，异于前人。

（一）带下

隋·巢元方《诸病源候论》妇人杂病诸候中，论述带下候说："带下者，由劳伤过度，损动经血，致令体虚受风冷，风冷入于胞络，搏其血之所成也。"并提出带下白、赤、黄、青、黑五色候。傅青主在此基础上，将带下亦分为白带、青带、黄带、黑带、赤带，创造性提出了"夫带下俱是湿证"之观点，且贯穿于整篇带下病之病因病机及方药配伍中。

1. 带下病的病因病机

带下之病因病机，《诸病源候论》认为由风邪所致，把带下病病机归于任脉，"任之为病，女子则为带下"。金元时期，认为带下的病因为湿邪、痰饮、七情内伤，至明清时期，提出了湿、寒、痰、瘀血、七情、生活因素、地理因素等致病因素。病机主要为冲任督带损伤，脏腑功能失常。傅山指出："病带者，惟尼僧、寡妇、出嫁之女多有之，而在室女则少也。"

（1）夫带下俱是湿证

傅山提出"夫带下俱是湿证"之创见，高度概括了带下病的病因。无论何种带下，其发病均离不开湿邪。湿邪既是致病因素，又是主要病理产物。无论是湿盛火衰而致的白带，还是肝经之湿热而致的青带，任脉之湿热所致的黄带，火热之极的黑带，湿郁火热的赤带，均印证了"带下俱是湿证"之观点。而湿邪又分为外湿和内湿，外湿多由"湿气之侵，热气之逼"，即外感六淫湿、热之邪所致；内湿多因"脾气之虚，肝气之郁"，即肝脾脏腑功能失调所致。"带脉之伤，非独跌闪挫气已也，或行房而放纵，或饮酒而癫狂，虽无疼痛之苦，而有暗耗之害，则气不能化经水，反变为带矣"。

（2）带脉失约，则为带下

傅山认为："以'带'名者，因带脉不能约束而有此病。"带脉受损，不能约束是带下的关键病机。此外，"盖带脉通于任、督，任、督病而带脉始病"。由于任脉主一身之阴气，督脉主一身之阳气，带脉环腰一周，有如束带，有约束诸脉的作用。任、督脉正常则妇人经水调匀，胎产无异；任督受损，则水谷之气不化生精血而生经水，反聚为湿，伤及带脉，带脉失约，则为带下。

2. 带下病治疗

关于带下病的治疗，傅山主张辨带色论治。傅山以带下色、质量和气味为辨证要点，将带下的白、黄、青、黑、赤5色辨为带下5证，创方5首，辨析清晰，说理透彻，形成了较为完整的辨证体系。

（1）治带须于调经种子两门参酌

任、督二脉与带脉相通，带下的产生与任、督、带脉密切相关，任、督脉病可致带下病；带脉病致任、督脉病。同时任、督脉又与妇女的行经、受孕有关。带脉损伤可致经病、不孕。可见，任、督、带三脉在经络上相通，在功能上相辅，在妇女的经、带、胎、产病中起着相互影响、相互制约的作用。正如《傅青主女科》指出："妇科一门，最属难治，不难于用方，难于辨证也。五带证辨之极明，立方极善。倘用之不效者、必其人经水不调，须于调经、种子二门参酌，治之无不见效。"

（2）独创以五色辨带下

傅山以白、青、黄、黑、赤五色命名带下。白带由湿盛火衰，肝木不舒，乘脾生湿，流注下焦所致，治宜健脾疏肝、利湿止带，方用完带汤。青带由肝经湿热所致，治宜疏肝清热祛湿，方用加减逍遥散。黄带由脾虚湿盛，湿热下注，任脉受损所致，治宜补任脉之虚，清肾火之炎，方用易黄汤。黑带由火热之极，湿毒内侵，损伤任带所致，治宜泄火为主，方用利火汤。赤带由肝经郁火内炽，下克脾土所致，治宜养血清肝、补脾祛湿，方用清肝止淋汤。

傅山以五色论五带，独具匠心，为论治带下病起到纲领性作用。

（3）从脾、肝、肾论治带下病

白带治用完带汤。方用白术、山药、人参补脾土之元；白芍、柴胡开提肝木之气；苍术、黑芥穗燥湿止带；佐以车前子使湿邪从前而去。青带治用加减逍遥散。此方之妙在于用柴胡、白芍、茯苓、甘草疏肝养肝柔而解郁逆之气，郁逆之气解，则湿热难流；辅以茵陈利湿，栀子清热；佐以陈皮和中祛湿。黄带治用易黄汤。方以山药、芡实补任脉之虚；黄柏泄肾中之火；车前子淡渗利湿，使邪有出路；白果搜收降之气最专，以药物直达下焦及任脉。标本兼治，解肾中之火以解任脉之热，使任脉化精而不聚湿；补任脉之虚，乃补脾土使精化有源，肾精冲盛，以制相火。而赤带及黑带之病因病机及治疗均与脾、肝、肾相关。

总之，傅山论治带下病，以湿为总病机，独创以五色论五带，突出脏腑辨证，尤善把握脾、肝、肾在带下病中的轻重，及三者之间的相互关系，体现治病求本及治未病思想。

①白带

主症：白带指下流白物，如涕如唾，不能禁止，甚则臭秽者。

病机：湿盛而火衰，肝郁而气弱，则脾土受伤。

治法：宜"大补脾胃之气，稍佐以疏肝之品"。使风木不闭塞于地中，则地气自升腾于天上，脾气健而湿气消，自无白带之患。

方药：完带汤。

②青带

主症：青带指带下色青，甚则绿如绿豆汁，稠黏不断，其气腥臭。

病机：肝经之湿热。

治法：宜"解肝木之火，利膀胱之水"。傅山着重指出其要在于条达肝气，谓"倘仅以利湿清热治青带，而置肝气于不问，安有止带之日哉"。所谓"气化则湿自化"。

方药：加减逍遥散。

③黄带

主症：黄带指带下色黄者，宛如黄茶浓汁，其气腥秽。

病机：任脉之湿热也。

治法：宜"补任脉之虚，清肾火之炎"。

方药：易黄汤。

原方后注指出："此不独治黄带方也，凡有带病者，均可治之，而治带之黄者功更奇也。"

④黑带

主症：黑带指带下色黑，甚则如黑豆汁，其气亦腥。其症必腹中疼痛，小便时如刀刺，阴门必发肿，面色必发红，日久必黄瘦，饮食必兼入，口中必热渴。饮以凉水，少觉宽快。

病机："火热之极也"。"此胃火太旺，与命门、膀胱、三焦之火合而熬煎，所以熬干而变为炭色，断是火热之极之变，而非少有寒气也"。带下色黑，属火热之极，为湿热火毒之邪郁阻下焦血分所致，乃火热蕴毒之证。

治法：宜"唯以泄火为主"，火热退而湿自除。

方药：利火汤。

⑤赤带

主症：赤带指带下色红，似血非血，淋沥不断。

病机：赤带乃肝火兼脾湿，火重而湿轻。

治法：宜"清肝火而扶脾气"。

方药：清肝止淋汤。

（二）血崩

崩漏是以月经的周期、经期、经量发生严重失常为主症，是经血非时暴下不止或淋漓不尽，前者谓之崩中，后者谓之漏下。崩漏属妇科常见病，也是急重病症。《诸病源候论》首列"漏下候""崩中候""崩中漏下候"，并且观察到崩中与漏下可以并见与相互转化。傅山在前人的基础上，提出"血崩七则"，对崩漏的治疗做出详细论述。

1. 血崩的病因病机

《诸病源候论》认为"崩中""漏下"乃是由于脏腑损伤，致冲任二脉虚损，不能制约经血。至明代则认为主要是阴阳失调、冲任虚损、脏腑功能紊乱、气血失常、内生邪气几个方面，脏腑功能紊乱涉及肾、肝、脾、心，而气血失常和内伤邪气主要是血热、血瘀、寒凝和湿热。傅山认为，血崩的病因病机，主要有以下几个方面：

（1）不慎房帏

血崩的病因很多，但傅山认为房事不节为其重要病因。在"血崩篇"中，多处提及房事致病。如年老血崩中"妇人有年老血崩者，人以为老妇之虚耳，谁知是不慎房帏之故乎"；少妇血崩中"有少妇甫娠三月，即便血崩而胎亦随堕，人以为挫闪受伤而致，谁知是行房不慎之过哉"；妇人交感血出"妇人有一交合则流血不止者……此等之病，成于经水正来之时，贪欢交合，精冲血管也"。

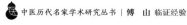

因此，傅山劝慰血崩患者宜绝欲避房，无欲无求，不妄作劳，则可形与神俱，病无从生，否则病必复作，久则成劳。

（2）血海太热

傅山提出："血海中，冲脉也。冲脉太寒而血即亏，冲脉太热而血即沸。血崩之为病，正冲脉之火热也。"

（3）肝气郁结

傅山认为："盖肝之性急，气结则气急更甚，更急则血不能藏，故崩不免也。"

此外，闪跌瘀血、元气虚损、虚火冲击等均为血崩的重要病因病机。

2. 血崩的治疗

崩漏乃出血性疾病，尤其是暴崩出血，可变生诸多他证，遵循"急则治其标"的法则，以止血为要。同时以阴阳为总纲，在寒热虚实及脏腑气血辨证的基础上确立治法和方药。塞流、澄源、复旧，历来是治疗崩漏的三大原则。如《丹溪心法》："初用止血以塞其流，中用清热凉血以澄其源，末用补血以还其流。"

傅山既吸取这些经验，但又不拘于此。其论治崩漏首重脾肾之本。擅寓塞流于澄源之中，尤其注重气血相伍，可谓贯穿于诸种治崩法之始终，同时亦不提倡单纯止血，认为"止崩之药，不可独用"，必须于治本之中行止血之法，因一切病理性出血，必有所因；单纯止血，正所谓舍本求末也。实践亦"恐随止而随发"，所以审其所因，澄其源以塞流，虽不止血而血自止。纵观傅山止崩方中，很少甚至不用止血之药，此乃其治疗血崩一大特色。

傅山对血崩辨证以气血为纲，把血崩分为两类。一类属气血郁滞；一类属气血亏损；具体分为七种情况：

（1）血崩昏暗

主症：妇人有一时血崩，两目黑暗，昏晕在地，不省人事者。

病机：气血虚损，虚火冲击血海。

治法：宜补阴之中行止崩之法。

方药：固本止崩汤。

傅山提出："世人一见血崩，往往用止涩之品，虽亦能取效于一时，但不用补阴之药，则虚火易于冲击，恐随止随发，以致经年累月不能痊愈。"因此，辨治血崩，反对一见血崩即妄投塞流止涩之品，应以气血为本，寓补于涩，求因固本。

（2）年老血崩

主症：年老妇人血崩、昏晕者。

病机：年老虚损，不慎房帏。

治法：益气养血，收敛止血。

方药：加减当归补血汤。

（3）少妇血崩

主症：少妇甫娠三月，即便血崩，而胎亦随堕。

病机：元气衰弱，行房不慎。

治法：自当以补气为主，而少佐以补血之品。

方药：固气汤。

（4）交感血出

主症：妇人有一交合则流血不止者，虽不至于血崩之甚，而终年累月不得愈。

病机：经水正来之时交合，精冲血管也。

治法：须通其胞胎之气，引旧日之集精外出，而益之以补气补精之药，则血管之伤，可以补完矣。

方药：引精止血汤。

（5）郁结血崩

主症：妇人有怀抱甚郁，口干舌渴，呕吐吞酸，而血下崩者。

病机：肝气之郁结而然也。

治法：宜以开郁为主，若徒开其郁，而不知平肝，则肝气大开，肝火更炽，而血亦不能止矣。

方药：平肝开郁止血汤。

（6）闪跌血崩

主症：妇人有升高坠落，或闪挫受伤，以致恶血下流，有如血崩之状者。盖此症之状，必手按之而疼痛，久之则面色痿黄，形容枯槁。

病机：乃是瘀血作祟，并非血崩可出。

治法：须行血以去瘀，活血以止疼，则血自止而愈。

方药：逐瘀止血汤。

（7）血海热盛血崩

主症：妇人有每行人道，经水即来，一如血崩。

病机：血海因太热而不固。

治法：滋阴降火，以清血海而和子宫。

方药：清海丸。

（三）鬼胎

妊娠数月，腹部异常增大，隐隐作痛，阴道反复流血。或下水泡如虾蟆子者，称为"鬼胎"，亦称"伪胎"。鬼胎是中医的古病名，"鬼胎"一词最早见于《诸病源候论·妇人妊娠病诸候下·妊娠鬼胎候》："妇人脏腑调和，则血气充实，风邪鬼魅不能干之，若荣卫虚损，则精神衰弱，妖魅鬼精得入于脏，状如怀娠，故曰鬼胎也。"

1. 鬼胎的病因病机

以张景岳为代表的医家认为，七情郁结，经血虽凝终不成形遂为鬼胎。清·张璐则认为多种病因都可以导致鬼胎的形成，但阳气不足为根本。

傅山认为，鬼胎的形成是由于妇人与鬼邪相交，淫妖之气结聚于下腹所致。其人必素与鬼交，或入神庙而兴云雨之思，或游山林而起交感之念，皆能召祟成胎。幸其人不至淫荡，见祟而有惊惶，遇合而生愧恶，则鬼祟不能久恋，一交媾即远去。然淫妖之气已结于腹，遂成鬼胎。其先尚未觉，迨后渐渐腹大，经水不行，内外相色，一如怀胎之状，有似血臌之形，其实是鬼胎而非臌也。

2. 鬼胎的治疗

傅山指出："邪旺而正日衰，势必至经闭而血枯，后虽欲导其经而邪居其腹则经亦难通，欲生其血而邪食其精，则血难能长。"这些认识明确了"鬼胎"乃污秽邪气所聚，结聚腹中，精血难生，而此经闭、黄瘦、肌肤消削。因此，邪不去则正难安。

对于鬼胎之治，傅山主张攻补兼施。病邪积聚日久，必然损耗正气，邪聚日久，祛之不易，故必用强悍之品，而药力过强，又有损伤气血之虞，所以攻邪必寓于扶正之中，使邪去而正不伤，正如傅山所云："治法必以逐秽为主。"然人之怀胎数年不产，即非鬼胎，亦必气血衰微，况此非真妊，邪气必旺，正不敌邪气血衰微，邪盛正虚之证，"乌有纯用迅利之药以祛荡乎？必于补中逐之为的也。"

（1）妇人鬼胎

主症：妇人有腹似怀妊，终年不产，甚至二三年不生者，此鬼胎也。

病机：气血衰微，鬼祟久恋。

治法：逐秽补中。

方药：荡鬼汤。

（2）室女鬼胎

诊断：女子在家未嫁，月经忽断，腹大如妊，面色乍赤乍白，六脉乍大乍小。

病机：灵鬼凭身，精血虚衰。

治法：先祛邪而后扶正。

方药：荡邪散。

（四）月经不调

《黄帝内经》中，已有关于女子月经的论述："女子七岁，肾气盛，齿更发长；二七而天癸至，任脉通，太冲脉盛，月事以时下，故有子。"《陈素庵妇科补解》："妇人诸病，多由经水不调。调经，然后可以孕子，然后可以却疾，故以调经为首，序于安胎，保产之前。"又曰："女子经血宜行，一毫不可壅滞。既名月经，自应三旬一下，多则病，少则亦病，先期则病，后期则病，淋漓不止则病，瘀滞不通则病。故治妇人之病，总以调经为第一。"

傅山对月经病的辨证，既继承了《内经》《难经》《伤寒论》《金匮要略》等的理论精髓，又吸取了历代医家的宝贵经验，并结合自己的临床实践，创立了在月经病治疗上独具一格的辨治体系。

1. 月经不调的病因病机

刘完素在《河间六书》中提出："妇人童幼天癸未行之间，皆属少阴；天癸既行，从厥阴论治；天癸已绝，乃属太阴经也。"

傅山亦认为，月经病主要是因为肝脾肾之虚损，故治疗时特别注重调理肾肝脾三脏，且重在肾脏。《女科·上卷·调经》中提出："经水出诸肾，肾中水足则经水多，肾中水亏则经水少。""且经原非血也，乃天一之水，出自肾中，是至阴之精而至阳之气，故其色赤红似血，而实非血，所以谓之天癸……经水乎！经水之名者，原以水出于肾，乃癸干之化，故以名之。"

2. 月经不调的治疗

傅山深刻认识到，人身气血相关，阴阳相应，脏腑经络各相关联。月经不调亦一样，其病变与脏腑经络息息相关。其对月经失调的病机分析往往阐人思所不至，发人想所未及。

（1）以扶正调理为主

大补气血，益阴助阳，扶正之品用量重，多以两计，少佐疏利，而调理之味仅用钱许。如地黄、玄参、白芍、菟丝子、当归、人参、黄芪、白术等，多重用至一两；黄柏、肉桂、柴胡、芥穗、香附、升麻等，用量为几钱、几分。对于傅山这种重用扶正、轻用疏利的用药特色，已故名中医岳美中指出："凡补养之静药必重用方能濡之守之，而疏调之动药虽轻用已可煦之走之。"（《岳美中医话集》）此言深得傅山用药之宗旨。

（2）着重于肝肾脾，尤重补肾

肝藏血，主疏泄，性喜条达，肝气平和，则肝血下注于血海而月经有常，故有调经先治肝之说。傅山指出："经水出诸肾，而肝为肾之子。""气足自能生血摄血"。从脏腑角度来看，傅山调经，又以健脾益肾，养血柔肝为大法。健脾胃则统血有权，补肝肾则精血互生。养血平肝，常用当归、白芍；治肾偏于补阴，熟地恒用；健脾之味，以用白术最多。肝、肾、脾三脏，互用互补，以之作为调经要领，乃傅山之创见。具体证治如下：

①经水先期（量多）

主症：妇人经水先期，其经甚多。

病机：肾中水火太旺。火太旺则血热，水太旺则血多，此有余之病，即火热而水有余也。

治法：但少清其热，不必泄其水也。

方药：清经散。

②经水先期（量少）

主症：妇人先期经来只一二点者。

病机：肾中火旺而阴水亏，即火热而水不足而然也。

治法：不必泄火，只专补水，水既足而火自消。

方药：两地汤。

③经水后期（量多）

主症：妇人经水后期而来多者。

病机：血寒而有余。

治法：于补中温散之。

方药：温经摄血汤。

④经水先后不定期

主症：妇人有经来断续，或前或后无定期。

病机：肝气郁结。

治法：宜舒肝之郁，即开肾之郁也，肝肾之郁既开，而经水自有一定之期矣。

方药：定经汤。

⑤经水数月一行

主症：妇人有数月一行经者，每以为常，亦无或先或后之异，亦无或多或少之殊。

病机：嗜欲损夭，气血亏损。

治法：平补肝脾肾。

方药：助仙丹。

⑥年老经水复行

主症：妇人有年五十外或六七十岁忽然行经者，或下紫血块，或如红血淋。

病机：肝不藏血，脾不统血使然。

治法：大补肝脾之气与血。

方药：安老汤。

⑦经水忽来忽断时疼时止

主症：妇人有经水忽来忽断，时疼时止，寒热往来者。

病机：肝气不舒。

治法：补肝中之血，通其郁而散其风。

方药：加味四物汤。

⑧经水未来腹先疼

主症：妇人有经前腹疼数日，而后经水行者，其经来多是紫黑块。

病机：热极而火不化。

治法：宜大泄肝中之火，解肝之郁。即补肝血而解肝之郁，利肝之气而降肝之火。

方药：宣郁通经汤。

⑨行经后少腹疼痛

主症：妇人有少腹疼于行经之后者。

病机：肾气之涸也。

治法：必须以舒肝气为主，而益之以补肾之味，则水足而肝气益安，肝气安而逆气自顺，又何疼痛之有。

方药：调肝汤。

⑩经前腹痛吐血

主症：妇人有经未行之前一二日，忽然腹疼而吐血者。

病机：肝气之逆。

治法：平肝以顺气，益精以补肾。

方药：顺经汤。

⑪ **经水将来脐下先疼痛**

主症：妇人有经水将来三五日前而脐下作疼，状如刀刺者；或寒热交作，所下如黑豆汁。

病机：下焦寒湿。

治法：利其湿而温其寒。

方药：温脐化湿汤。

⑫ **经水过多**

主症：妇人有经水过多，行后复行，面色痿黄，身体倦怠，而困乏愈甚者。

病机：血虚而不归经。

治法：大补血而引之归经。

方药：加减四物汤。

⑬ **经前泄水**

主症：妇人有经未来之前，泄水三日，而后行经者。

病机：脾气之虚。

治法：补脾气，化湿气。

方药：健固汤。

⑭ **经前大便下血**

主症：妇人有行经之前一日大便先出血者。

病机：经流于大肠。

治法：大补心、肝、肾，心肾之气交。

方药：顺经两安汤。

⑮ **年未老经水断**

主症：有年未至七七而经水先断者。

病机：心肝脾之气郁。

治法：必须散心肝脾之郁，而大补其肾水，仍大补其心肝脾之气，则精溢而经水自通矣。

方药：益经汤。

傅山指出："妇科调经尤难，盖经调则无病，不调则百病丛生。治法宜详查其病原，细审其所以不调之故，然后用药，始能见效。此书虽有先期、后期、无定期之分，然须与种子、带下门参看，临证时自有进境。"

（五）不孕

不孕，是指夫妇同居 2 年以上，没有采取避孕措施而未能怀孕。不孕症可分为原发性不孕和继发性不孕。有关不孕的记载，最早见于《周易》，其中有曰："女子三岁不孕。"在《山海经》《神农本草经》《脉经》等古代文献将原发性不孕称为"无子"。"不孕"之病名，首见于《素问·骨空论》，其中有云："督脉为病……女子不孕。"《备急千金要方》称为"全不产"。继发性不孕则称为"断绪"。《广嗣纪要》将女性不孕归纳为"五不女"，即"螺、纹、鼓、角、脉"，除"脉"外，均属先天性生理缺陷及生殖器官畸形。历代医家对不孕症的论述丰富，散见于"求嗣""种子""嗣育"等篇章中。

1. 不孕的病因病机

不孕症病因病机复杂，凡脏腑、经脉、气血功能紊乱，及六淫、七情、瘀血、痰湿等因素皆可影响胞宫，致胞宫阴阳偏颇，寒温失调，最终导致胞宫不能摄精成孕。《内经》记载了其发病原因为"督脉者……此生病，其女子不孕"。《诸病源候论·妇人杂病诸候》："然妇人夹疾无子，皆由劳伤血气，冷热不调，而受风寒……致阴阳之气不和，经血之行乖候，故无子也。"孙思邈认为，瘀血为导致不孕症的关键所在。朱丹溪首先提出痰湿不孕。

《校注妇人良方·求嗣门》："窃谓妇人之不孕，亦有因六淫七情邪……或有宿疾淹留，传遗脏腑，或子宫虚冷，或气旺血衰，或血中伏热，又有脾胃虚损。"《女科经纶》引朱丹溪之论曰："男不可为父，得阳道之亏者也；女不可为母，得阴道之塞者也。"《医宗金鉴·妇科心法要诀》将其总结为："女子不孕之故，由伤其任冲也……若为三因之邪，伤其冲任之脉……或因宿血积于胞宫……或因胞寒、胞热……或因体盛痰多，脂膜壅塞胞中而不孕。"历代医家对其病因病机有不同的认识，临床多见的有肾虚、肝郁、痰湿、血瘀。

傅山汲取前人的经验，加上自己的见解，把复杂的不孕症用简洁的语言剖析得非常清晰。妇人瘦怯身躯，久不孕育者，傅山认为："此乃血虚之故，况瘦人多火，而又泄其精，则水益少而火益炽……此阴虚火旺不能受孕。"胸满不思饮食不孕者，为肾气不足；下部冰冷不孕者，为胞宫寒冷；胸满少食，多食作呕不孕者，为脾胃虚寒；带脉拘急，心怀狭隘易生嫉妒不孕者，为肝气郁结；体肥痰多不孕者，为湿盛痰湿内阻；骨髓潮热不孕者，为骨髓内热；腰酸背楚，胸满腹胀，倦怠少食不孕者，为任督受困；小便艰涩，腹胀脚肿不孕者，为膀胱气化不利。

不孕症的病因病机复杂，傅山却抓住主证，寥寥数语，便将不孕分成10种证候类型，且剖析清晰，形成了傅山辨证的一个重要特点。其主要病因病机，可概括为肾虚、肝气郁结、痰湿阻滞、带脉拘急、任督脉虚五个方面。

2. 不孕的治疗

傅山论治不孕诸证，治法多以补肾为主，或兼调肝理脾，奇经中强调带脉的作用，对后世影响较大。

（1）肾为先天之本，种子以补肾为要

自《素问·上古天真论》提出"肾气盛，天癸至，冲脉盛，任脉通，月事以时下，故有子"以来，肾为生殖之本的论点就为历代医家所认同。

傅山也认为不孕之本在肾，并从肾的阴阳水火出发，提出补血生精、益气生精、温润填精、气中补阳、固摄肾精及阴阳并顾等治疗法则。种子门10条经文中，有6条论及肾。如肾阴不足致"身瘦不孕"；肾火不足、胞宫寒冷致"下部冰冷不孕"；肾气不足、膀胱气化不利致"便涩腹胀浮肿不孕"等。补肾阴多用熟地、山萸肉、枸杞、沙参、麦冬等药；补肾阳常用菟丝子、巴戟、补骨脂等。由于阳虚是在气虚的基础上形成的，阳气不足又易致阴精滑泄，故在补肾阳的同时常选用人参、白术、黄芪等补气之品。因肾为封藏之本，藏精而不泻，故补养阴精的同时，常加入五味子、芡实、怀山药等以固敛收摄。

（2）求嗣不忘肝脾肾三脏同调

傅山推崇脏腑学说，女科尤重于肝、脾、肾。认为肝为冲脉之本，肾为任脉之本，脾为带脉之本。其三脏，各有所主，而在生理、病理过程中，又互相关联。肝藏血，肾藏精，精血互生，故有"肝肾同源"之说。肝之疏泄与脾之运化又不能分隔，"肝木不舒，必下克脾土而致塞"，使"胞胎之门必闭"而不能受孕。对于脾肾关系，傅山认为"脾为后天，肾为先天，脾非先天之气不能化，肾非后天之气不能生。"故其脏腑互用的思想，贯穿于《女科》全书之中。

（3）从任督带脉论治

任、督二脉同起于胞中，皆约于带脉。"任脉虚则带脉坠于前，督脉虚则带脉坠于后，虽胞胎受精亦必小产。"而带脉是约束"胞胎之系"，带脉无力，则难以提系，胞胎就不能固，所以带脉弱则胎易坠，带脉受伤则胎亦不牢。具体证治如下：

①身瘦不孕

主症：妇人有瘦怯身躯，久不孕育，一交男子，即卧病终朝。

病机：血虚而然。

治法：必须大补肾水而平肝木。

方药：养精种玉汤。

②胸满不思食不孕

主症：妇人饮食少思，胸膈满闷，终日倦怠思睡.一经房事，呻吟不已。

病机：肾气不足。

治法：以补肾气为主，兼补脾胃，则肾之水火二气不能提于至阳之上。

方药：并提汤。

③下部冰冷不孕

主症：妇人有下身冰冷，非火不暖，交感之际，阴中绝无温热之气。

病机：胞胎寒之极。

治法：补心肾二火。

方药：温胞饮。

④胸满少食不孕

主症：妇人有素性恬淡，饮食少则平和，多则难受，或作呕泄，胸膈胀满，久不受孕。

病机：脾胃虚寒。

治法：温补脾胃，兼补命门与心包络之火。

方药：温土毓麟汤。

⑤少腹急迫不孕

主症：妇人有少腹之间自觉有紧迫之状。急而不舒，不能生育。

病机：带脉拘急。

治法：须大补其脾胃之气与血，而腰脐可利，带脉可宽。

方药：宽带汤。

⑥嫉妒不孕

主症：妇人有怀抱素恶，不能生子。

病机：肝气郁结。

治法：解肝气之郁，宣脾气之困，而心肾之气亦因之俱舒。

方药：开郁种玉汤。

⑦肥胖不孕

主症：妇人有身体肥胖，痰涎甚多，不能受孕。

病机：湿盛使然。

治法：以泄水化痰为主，急补脾胃之气。

方药：加味补中益气汤。

⑧骨蒸夜热不孕

主症：妇人有骨蒸夜热，遍体火焦，口干舌燥，咳嗽吐沫，难以生子。

病机：骨髓之热。

治法：补肾阴，除骨热。即壮水之主，以制阳光。

方药：清骨滋肾汤。

⑨腰酸腹胀不孕

主症：妇人有腰酸背楚，胸满腹胀，倦怠欲卧，百计求嗣不能如愿。

病机：任督之困。

治法：先去其疝瘕之病，而补其任督之脉。

方药：升带汤。

⑩便涩腹胀足浮肿不孕

主症：妇人有小水艰涩，腹胀脚肿，不能受孕。

病机：膀胱之气不化。

治法：壮肾气以分消胞胎之湿，益肾火以达化膀胱之水。利膀胱之水，全在补肾中之气。

方药：化水种子汤。

（六）妊娠病

妊娠病，是指妊娠期间发生的，与妊娠有关的病变。妊娠病不但影响孕妇的健康，还可妨碍胎儿的发育，甚或导致堕胎、小产。《伤寒杂病论》中专列妇人妊娠病篇，论述妊娠恶阻、妊娠腹痛、胞阻、小便难、胎动不安等病证治。

傅青主汲取前人经验，在自身长期实践的基础上丰富发展了妊娠病的诊治。

1. 妊娠病的病因病机

《傅青主女科》论述妊娠病虽只有 12 条，却涵盖了妊娠病的常见病证和多发病证。综观其所论述妊娠病的病因，虚、热者多见，虚者多为肾虚、脾虚和肝血虚，热者为虚热、肝热。

（1）气虚不能摄胎

妊娠篇中多次提到："胎成于气，亦摄于气，气旺则胎牢，气衰则胎堕"，若"气虚不能摄胎"则会发生妊娠腹痛、胎动不安、堕胎、小产等；若"气虚不能摄血"，又可致胎漏发生，甚小产血崩。

（2）血虚不能荫胎

傅山认为，妊娠后胎赖血的滋养，方能正常生长发育，故"保胎必滋肾水，而肝血断不可不顾……肝之血必旺，自然灌溉胞胎""血荫乎胎，则血必虚耗""血少则不能运血于肢体矣""失血而胎亦随堕乎"。因之可引致妊娠浮肿、妊娠少腹疼、妊娠子悬胁疼、胎漏、胎动不安，严重者堕胎小产。

（3）肾亏不能固胎

傅山特别重视肾在妊胎中的作用。妊娠篇开篇即在"妊娠恶阻"中提出"夫妇人受妊，本于肾气之旺也，肾旺是以受精，然肾一受精而成娠，则肾水生胎"，若"肾水不能应，则肝益急""脾肾亏损，则带脉无力，胞胎即无以胜任矣""胞胎系于肾而连于心，肾气固则交于心，其气通于胞胎""欲胞胎之无恙也得乎……全赖肾气之固也"。道出了妊娠期若肾亏可连及肝、脾、心等各脏以致妊娠病发生。

（4）血热扰动胎元

傅山认为引起血热的原因多系内伤，如肝经郁火。"肝为肾之子，一日无津液之养……肝急则火动而逆也""大怒则火益动矣，火动而不可止遏，则火势飞扬，不能生气养胎""胃火炎炽，煎熬胞胎之水，以致胞胎之水涸，胎失所养，故动而不安耳""肾经之火动，而胎始不安耳。"因此"太热则胎受其损"。

（5）外伤损及胎元

"妊娠跌损""行房小产""跌闪小产"属于此类。其主要病机是孕期本身气血不足，跌仆闪挫行房致血室损伤，"惟内之气血素亏，故略有闪挫，胎便不安"。

2. 妊娠病的治疗

傅山对于妊娠病的治疗，以气血肝脾为重点，与调经门以肾为主的观点有所不同。病机上突出"气"，治疗原则上强调"补"。

（1）重视扶脾益气

重视脾胃，是《傅青主女科》最为突出的学术观点，妊娠篇中亦不例外。脾胃为后天之本，气血生化之源，而"胎非血不荫，非气不生"。气血的盛衰与否，直接关系到胎元的生长状况。"夫脾胃之气虚，则胞胎无力，必有崩坠之虞"。故傅山特别重视健脾益气之法，且因气血关系密切，血赖气载，气赖血养，"血只能灌胎、而胎中之荫血必赖气以卫之，气虚下陷，则荫胎之血亦随之而陷矣""气乃血之卫，血赖气以固，气虚则血无凭依"，故治疗时往往气血同补。

十二个妊娠病证，有八个因于气虚。如妊娠恶阻、肝血太燥固是一因，脾胃衰微、气不生血，亦不可不知。既然是"因虚而逆"，当"补其气则逆转"，方用顺肝益气汤；妊娠浮肿乃"脾肺气虚""脾虚血少，血少则不能运血于肢体""气馁则不能运气于皮肤"，气虚下陷不举，为湿所乘而成浮肿，故治以加减补中益气汤。

妊娠篇中共十二方，有十一方用到人参，再则从其"益气、助气、扶气、固气、补中、援土、安奠二天"等方名中，亦足见其对脾胃气血的重视程度。

（2）安胎重在滋水

傅山指出："夫胎也者，本精与血之相结合而成，逐月养胎，古人每分经络，其实均不离肾水之养，故肾水足而胎安，肾水亏而胎动。"引起胎动不安的原因，除气血不足外，有水亏不养、火炎胎动。水亏者自当滋养，而火炎者何以滋水？傅山认为此"火之有余，仍是水之不足，所以火炎而胎必动，补水则胎自安，亦既济之义也"。妊娠之火，除非温热病证，大多属于虚火，当以滋水图其本。

（3）寓清火于补益

对于火热之症，如因"胃火炽热，熬煎胞胎之水，以至胞胎之水涸，胎失所养，故动而不安"的子狂，因"大怒火动，火势飞扬"而致的堕胎，傅山在处方用药时，仍顾及胎赖气血载养一面而不一味清泻，一般是在补益剂中加入一二味清热之品。如治疗子狂的息焚安胎汤，以生地滋阴、花粉增液，参术益气以生血，仅青蒿、知母为清热之品仍有滋阴之功；治疗多怒堕胎的利气泄火汤则在补气养血剂中仅加一味黄芩"于补气之中以泄火"，旨在养阴以壮水息火，补气以养血润燥，稍佐泄火之品，则气血旺而火平也。此寓清火于补益中之法，对临床很有指导意义。具体证治如下：

①妊娠恶阻

主症：妇人怀娠之后，恶心呕吐，思酸解渴，见食憎恶，困倦欲卧。

病机：肝血太燥。

治法：平肝补血之中，加以健脾开胃之品，以生阳气，则气能生血，尤益胎气。

方药：顺肝益气汤。

②妊娠浮肿

主症：妊妇有至五个月，肢体倦怠，饮食无味，先两足肿，渐至遍身头面俱肿。

病机：脾肺气虚。

治法：当补其脾之血与肺之气，不必祛湿，而湿自无不去之理。

方药：加减补中益气汤。

③妊娠少腹疼

主症：妊娠少腹作疼，胎动不安，如有下堕之状。

病机：脾肾双亏。

治法：补脾益肾，固胞安胎。

方药：安奠二天汤。

④妊娠口干咽疼

主症：妊妇至三四个月，自觉口干舌燥，咽喉微痛，无津以润，以至胎动不安，甚则血流如经水。

病机：水亏之甚。

治法：专填肾中之精，而兼补肺。

方药：润燥安胎汤。

⑤妊娠吐泻腹疼

主症：妊妇上吐下泻，胎动欲堕，腹疼难忍，急不可缓。

病机：脾胃虚极。

治法：急救脾胃之土，更宜补其心肾之火。

方药：援土固胎汤。

⑥妊娠子悬胁疼

主症：妊妇有怀抱忧郁，以致胎动不安，两胁闷而疼痛，如弓上弦。

病机：肝气不通。

治法：宜开肝气之郁结，补肝血之燥干。

方药：解郁汤。

⑦妊娠跌损

主症：妊妇有失足跌损，致伤胎元，腹中疼痛，势如将堕者。

病机：内伤兼跌损。

治法：必须大补气血，而少加以行瘀之品。

方药：救损安胎汤。

⑧妊娠小便下血病名胎漏

主症：妊妇有胎不动腹不疼，而小便中时常有血流出者。

病机：气虚不能摄血。

治法：补其气之不足，而泄其火之有余。

方药：助气补漏汤。

⑨妊娠子鸣

主症：妊妇怀胎至七八个月，忽然儿啼腹中，腰间隐隐作痛。

病机：气血亏虚。

治法：大补其气。

方药：扶气止啼汤。

⑩妊娠腰腹疼渴汗燥狂

主症：妇人怀妊有口渴汗出，大饮冷水，而烦躁发狂，腰腹疼痛，以致胎欲堕者。

病机：胃火炎炽，熬煎胞胎之水，以致胞胎之水涸，胎失所养，故动而不安。

治法：治法必须泄火滋水，使水气得旺，则火气自平，火平则汗、狂、躁、渴自除。

方药：息焚安胎汤。

⑪ 妊娠中恶

主症：妇人怀子在身，痰多吐涎，偶遇鬼神祟恶，忽然腹中疼痛，胎向上顶。

病机：脾虚痰湿中阻。

治法：补气以生血，补血以活痰，再加以清痰之品。

方药：消恶安胎汤。

⑫ 妊娠多怒堕胎

主症：妇人有怀妊之后，性急怒多，肝火大动而不静，未至成形，或已成形，其胎必堕。

病机：性急怒多，肝火大动而不静。

治法：平其肝中之火，利其腰脐之气。

方药：利气泄火汤。

（七）小产

小产，是指怀孕3个月后至7个月内，胎儿已成形而殒堕者，也名"半产""半生"。《诸病源候论》首载"数堕胎"之候，"若血气虚损者，子脏为风冷所居，则气血不足，故不能养胎，所以致胎数堕"。

傅山专列"小产"一门，并根据不同的病因而分述"行房小产""跌闪小产""大便干结小产""畏寒腹疼小产""大怒小产"等，以示引起"小产"的原因是多种多样的，对以后预防小产的发生产生了非常重要的影响。

1. 小产的病因病机

小产的病因病机，《诸病源候论》认为是由于气血虚衰和瘀血。张景岳在《景岳全书》指出由于血热所致。王清任在《医林改错》中指出由瘀血所致，"不知子宫内，先有瘀血占其地，胎至三月再长，其内无容身之地，胎病靠挤，血不能入胞胎，从旁流而下，故先见血，血既不入胞胎，胎无血养，故小产。"

傅山认为小产病以虚为主，有因孕后行房过度而致肾精消耗过多小产者；有小产之后气虚血瘀而致血崩不止者；有因平素阴虚血热而致小产者；有因素体阳虚而孕后腹痛小产者。

（1）肾精不足

"妊妇因行房颠狂，遂致小产，血崩不止。"傅山认为此类小产后之血崩主要因为肾精不足，加之孕后行房颠狂，使肾精更亏，进而肾水干涸，无以养胎而胎堕。因肾水不足，心火相对过亢，水火两病，遂致小产并形成血崩之证。此血崩"火动是标，而气脱是其本"。

（2）气虚血瘀

"妊妇有跌扑闪挫，遂致小产，血流紫块，昏晕欲绝者。"由于跌扑闪挫损伤胞胎，并损及血室，则冲任失固，进而导致小产并血崩不止。此类血崩，其本在于气虚，其标在于血瘀。

（3）阴虚血热

"妊妇有口渴烦躁，舌上生疮，两唇肿裂，大便干结，数日不得通，以致腹疼小产者"。此类小产之主因在于阴虚血热，"血所以养胎也，温和则胎受益，太热则胎受其损……阴水不能速生以化血，所以阴虚火动；阴中无非火气，血中亦无非火气矣，两火相合，焚逼胎儿，此胎之气以下坠也"。

（4）阳气虚弱

"妊妇有畏寒腹疼，因而堕胎者"。傅山认为："人之所以坐胎者，受父母先天之真火也。"此真火即肾中之阳，肾阳也；且"夫人生于火，亦养于火，非气不充，气旺则火旺，气衰则火衰。先天真火，即是先天之真气。故胎成于气，亦摄于气，气旺则胎牢，气衰则胎堕。"因胎之生存赖于阳气及真火之温养，素体阳气虚弱，加之外寒侵袭，遂致胎堕。

2. 小产的治疗

傅山辨治妊娠小产以扶正为主，且以肝脾血气为重点，与调经种子门以肾为主的扶正观有所不同。在理论上强调肝脾气血的重要，他认为血气来源于肝脾，肝脾为血气之化源，母体血气的充盛与否，将直接影响胎儿的发育成长，一反当时流行的"子"病概念，重视护胎在于母体血气，为优生保胎提供了研究内容。如在妊娠期各种疾病的命名上，均冠以妊娠二字，如妊娠恶阻、妊娠浮肿、妊娠腹痛、妊娠小便下血名胎漏等等，甚至连子悬、子鸣亦冠以妊娠之称，提示本病在于母体肝脾血气的不足和失常。在病机阐述上，更是紧扣肝脾血气，并运用生克制化的观点，来分析相互间的关系和影响。在治疗上更是着眼于肝脾血气之间的不足和失调，即使在气血素乱难于受补的情况下，依然强调补养为主的观点，尤其重视补养脾胃。具体证治如下：

（1）行房小产

主症：妊妇因行房癫狂致小产，血崩不止。

病机：气脱，即火动是标，而气脱是本。

治法：补气自能摄血，补精自能止血。

方药：固气填精汤。

（2）跌闪小产

主症：妊妇有跌扑闪挫，遂致小产，血流紫块，昏晕欲绝。

病机：血室损伤兼瘀血。

治法：补气以生血，新血生而瘀血自散。

方药：理气散瘀汤。

（3）便干结小产

主症：妊妇有口渴烦躁，舌上生疮，两唇肿裂，大便干结，数日不得通，以致腹疼小产者。

病机：血热烁胎。

治法：宜清胞中之火，补肾中之精。

方药：加减四物汤。

（4）寒腹疼小产

主症：妊妇有畏寒腹疼，因而堕胎者。

病机：气虚不能摄胎。

治法：当急救气为主。

方药：黄芪补气汤。

（5）大怒小产

主症：妊妇有大怒之后，忽然腹疼吐血，因而堕胎；及堕胎之后，腹疼仍未止者。

病机：肝气郁逆，血不归经。

治法：引肝之血，平肝之气。

方药：引气归血汤。

可见，傅山治疗小产诸证，均从气入手。气生成于先天，养于后天，为人体之根本，具有气化、温煦、保卫、推动、固摄等作用。傅山对此颇有深得，于临床治小产中，施固气填精、理气行瘀、益气补肾、补气祛寒、平气引血等治胎诸法，充分显示了他创新的学术思想和丰富的临床经验。

（八）难产

难产，是指妊娠足月到分娩时，胎儿不能顺利娩出。历代医家对难产的治法有不少精辟论述，或用手法助产，或以化瘀催生，而《傅青主女科》对此有其独特之处。

1. 难产的病因病机

女子以血为用，血赖气行，气能生血，妊娠期胎儿更需母体精血供养，因此无论是气虚或是血虚均能影响胞宫的正常活动而致难产，傅山辨证难产以气血为纲，证属本虚标实，气血亏虚为本，胎儿难下为标。

傅山将难产分为 6 类。其中，血虚难产是由于"血虚胶滞，胞中无血儿难转身"；交骨不开难产，是因"气血亏则无以运润于儿门，而交骨粘滞不开"导致难产；脚手先下难产，是"气血两虚之故"；气逆难产，是因气虚导致气机不畅而引起难产；子死产门难产、子死腹中难产，也均因气血虚弱，导致送子无力。

2. 难产的治疗

傅山对难产的治疗，皆从根本立法，治则均以补益为主。女子以血为用，血赖气行，气能生血，妊娠期胎儿更需母体精血供养，因此无论是气虚或是血虚均能影响胞宫的正常活动而致难产，故傅山辨治难产以气血为纲，证属本虚标实，气血亏虚为本，胎儿难下为标。傅山将难产分为 6 型。其中，血虚难产是因"血虚胶滞，胞中无血儿难转身"；交骨不开难产，是由于"气血亏则无以运润于儿门，而交骨粘滞不开"导致难产；脚手先下难产，是"气血两虚之故"；气逆难产，是因气虚导致气机不畅而引起难产；子死产门难产、子死腹中难产，也均因气血虚弱，导致送子无力。因此，其治疗难产也始终贯彻了培补气血为主的思路。具体证治如下：

（1）血虚难产

主症：妊娠有腹疼数日，不能生产。

病机：血虚胶滞，胞中无血，儿难转身。

治法：气血兼补。

方药：送子丹。

（2）交骨不开难产

主症：妊妇有儿到产门，竟不能下。

病机：气血亏则无以运润于儿门，而交骨粘滞不开。

治法：必须于补气补血之中，而加开骨之品。

方药：降子汤。

（3）脚手先下难产

主症：妊妇生产之际，有脚先下而儿不得下者，有手先下而儿不得下者。

病机：气血两虚。

治法：大补气血，转胎催生。

方药：转天汤。

（4）气逆难产

主症：妇人有生产数日而胎不下者，服催生之药，皆不见效。

病机：气虚气逆不行。

治法：补气利气，儿自转身而下。

方药：舒气散。

（5）子死产门难产

主症：妇人有生产三四日，儿已到产门，交骨不开，儿不得下，子死而母未亡者，服开骨之药不验，当有死亡之危。

病机：气血亏损，子死而胞胎下坠。

治法：益气养血，化瘀下胎。

方药：救母丹。

（6）子死腹中难产

主症：妇人有生产六七日，胞衣已破，而子不见下。

病机：气虚亏损，子死腹中。

治法：仍补其母，使母之气血旺，而死子自下也。

方药：疗儿丹。

傅山主张治难产宜治本，不宜催生。血虚难产条中指出，催生"譬如舟遇水浅之处，虽大用人力，终难推行"，主张补益为本，并用麦冬、熟地，实寓"增水行舟"之意。对于交骨不开难产，主张必须于补气补血之中加开骨之品，二法合治，则产门自无不开之患。妙在不必催生而儿自迅下。对于气逆难产，主张以补气调气为主，并云"气阻滞于上下之间，不利气而徒催气则气愈逆而胎愈闭矣"，明言忌催生。子死产门难产中，有"倘徒用降子之剂以坠之，则死子未必下，而母气先脱矣，非救援之善者也"，指出盲目催生之危害。在子死腹中难产中，总结说："难产之疾，断断不可用催生之药，只宜补气补血，以壮其母，而全活婴儿之命，正无穷也。此方救儿死之母，仍大补气血，所以救其本也，谁知救本即所以催生哉！"

此外，在治本的同时，傅山又根据不同情况顾及其标。如对交骨不开难产，以柞木枝开关解骨，寓开于补之中，标本兼顾；对脚手先下难产，结合胎位不正，以升麻升胎身，牛膝降胎头，调转胎位，寓升降于补益之内；对气逆难产，于补气同时配少量调气之品，以调畅产妇气机；对子死产门难产，寄下于补之中，在大队补气血药之中加入益母草、赤石脂下死胎去瘀血，使死胎去无阻滞；对子死腹中难产，亦配有引血下行之味。

傅山治疗难产尚有一些独特方法，在当今看来也有其先进之处。如注重产前调节情志，以免造成人为的难产。对脚手先下难产，佐以针刺法。此外尚有察面色辨产母之预后，拔儿发验胎儿之死生，对后世临床医生有重要借鉴意义。

（九）产后病

产妇在新产后及产褥期内发生的与分娩或产褥有关的疾病，称为"产后病"。傅山在《傅青主女科》中分别在"正产"和"产后"两部分中进行论述。

中医认为，妇人产后气血相对亏虚、营卫不固，机体抗病能力下降，加之恶露未净，如不注意摄生与调护，则最易患病，且治疗非易。故古人对产后调护极为重视。《产鉴》指出："妇人非止临产需忧，产后倍宜将息，勿以产时无他疾，乃纵心态意，无所不犯，时犯微弱秋毫，感病重于山岳。"

1. 产后病的病因病机

《千金要方·求子》："妇人产讫五脏虚羸。"《妇科玉尺》："产后真元大损，气血空虚。"朱丹溪认为产后病以虚为主。傅山对产后病的论治，既宗前人之法，又提出了独到的见解。他认为气血亏虚为其本，以血亏为主，气亏为次；血阻滞，感受外邪为其标。

（1）产后多虚

傅山认为："凡病起于血气之衰，脾胃之虚，而产后尤甚。是以丹溪先生论产后，必填补气血为先，虽有他症，以末治之。斯言尽治产之大旨，若能扩充立方，则治产可无过矣。"妇女产后亡血伤津，元气耗损，抗邪力弱，故产后多虚。如"妇人产后少腹疼痛，按之即止，人亦以为儿枕之疼也，谁知是血虚而然乎。""盖产妇昏晕，全是血室空虚，无以养心，以致昏晕。""产妇有子方下地，即昏晕不语，此气血两脱也。"产后乳汁不下，气短似喘，妄言妄见，类疟，出汗等病症，亦多列入气虚血衰之范畴。

（2）产后多瘀

傅山认为产后多瘀，产后恶血不及时排出，易引起少腹疼、血崩、不语等症；"恶露凝块日久不散，则虚症百出，或身热骨蒸，食少底瘦，或五心烦热，月水不行，其块在两胁，动则雷鸣，嘈杂晕眩，发热似疟，时作时止。"

2. 产后病的治疗

（1）产后多虚，宜补勿攻

对于妇女产后病机，傅山有全面而深刻的理解，异于诸家，经验独到。其在《产后总论》中指出"凡病起于血气之衰，脾胃气虚，而产后尤甚"，强调产后以补气血，调脾胃为主。

（2）产后多瘀，宜化勿破

傅山治疗产后病，对于瘀证，活血药的运用法度甚严。强调宜化瘀养血并用，反对一味用破血之药。如治产后少腹痛，用散结定疼汤，强调宜于补血之中行逐瘀之法，使气血不耗，瘀亦尽消，逐瘀于补血之中，消块于生血之内。

（3）产后多寒，宜温勿凉

傅山在治疗产后病方中，主张用温补气血之药，慎用寒凉之品。指出"热不可用芩、连""产后不可用杭芍炭以及诸凉药"。纠正了世人用四物汤治疗产后病的弊端，认为地黄性寒滞血，芍药微酸无补，伐伤正气。提出当以生化汤治疗为佳。在《新产治法》中指出："此方（生化汤）处置万全，必无一失。"生化汤以温养立论，温补化瘀，以消块、痛。在产后诸方中，黑姜（或炮姜）、当归为傅山所常用。具体证治如下：

①正产胞衣不下

主症：产妇有儿已下地，而胞衣留滞于腹中，二三日不下，心烦意躁，时欲昏晕。

病机：血少干枯，粘连于腹中。

治法：宜大补其气血，使生血以送胞衣。

方药：送胞汤；如无昏晕烦躁之状，用补中益气汤升清降浊。

②正产气虚血晕

主症：妇人甫产儿后，忽然眼目昏花，呕恶欲吐，中心无主，或神魂外越，恍若天上行云。

病机：气虚欲脱而然也。

治法：必须大补气血，断不可单治血晕。

方药：补气解晕汤。

③正产血晕不语

主症：产妇有子方下地，即昏晕不语。

病机：气血两脱。

治法：大补气血。

方药：急用银针刺其眉心。"眉心之穴，上通于脑，下通于舌，而其系则连于心，刺其眉心，则脑舌俱通，而心之清气上升，则瘀血自然下降。"然后与独参汤，当归补血汤煎汤，补气生血。

④正产败血攻心晕狂

主症：妇人有产后二、三日，发热，恶露不行，败血攻心，狂言呼叫，甚欲奔走，拿提不定。

病机：血虚心不得养。

治法：须大补心中之血，使各脏腑分取以自养，不得再扰乎心君，则心君泰然，而心包亦安矣。

方药：安心汤。此方不可多用，服药后狂定，宜服加味生化汤。

⑤正产肠下

主症：产妇肠下，亦危症也。

病机：气虚下陷而不能收。

治法：但补其气，则气旺而肠自升举。

方药：补气升肠饮。

⑥产后少腹疼

主症：妇人产后少腹疼痛，甚则结成一块，按之愈疼。或妇人产后少腹疼痛，按之即止。

病机：瘀血作祟或血虚。

治法：前者当于补血之中，以行逐瘀之法，则气血不耗，而瘀亦尽消；后者当补气补血。

方药：散结定疼汤或肠宁汤。

⑦产后气喘

主症：妇人产后气喘，最是大危之症，苟不急治，立刻死亡。

病机：气血两脱。

治法：当救血必须补气也。

方药：救脱活母汤。

⑧产后恶寒身颤

主症：妇人产后恶寒恶心，身体颤，发热作渴。

病机：气血两虚，正不敌邪。

治法：补气与血之虚，而不去散风与邪之实。

方药：十全大补汤。

⑨产后恶心呕吐

主症：妇人产后恶心欲吐，时而作吐。

病机：肾气之寒。

治法：必须于水中补火，肾中温胃。

方药：温肾止呕汤。

⑩产后血崩

主症：少妇产后半月，血崩昏晕，目见鬼神。

病机：气血亏损，不节房事。

治法：大补气血。

方药：救败求生汤。

⑪ 产后手伤胞胎淋漓不止

主症：妇人有生产之时，被稳婆手入产门，损伤胞胎，因而淋漓不止，欲少忍须臾而不能。

病机：气血亏损兼手伤。

治法：大补气血。

方药：完胞饮。

⑫ 产后四肢浮肿

主症：妇人产后四肢浮肿，寒热往来，气喘咳嗽，胸膈不利，口吐酸水，两胁疼痛。

病机：肝肾两虚，阴不得出之阳。

治法：补血以养肝，补精以生血。

方药：转气汤。

⑬ 产后肉线出

主症：妇人有产后水道中出肉线一条，长二三尺，动之则疼痛欲绝者。

病机：带脉之虚脱。

治法：补任督而仍补腰脐。

方药：两收汤。

⑭ 产后肝痿

主症：妇人产后阴户中垂下一物，其形如帕，或有角，或二岐。

病机：气虚亏损，肝痿。

治法：宜大补其气与血，而少回升提之品。

方药：收膜汤。

⑮ 产后气血两虚乳汁不下

主症：妇人产后绝无点滴之乳。

病机：气与血之两涸。

治法：宜补气以生血，而乳汁自下，不必利窍以通乳。

方药：通乳丹。

⑯ 产后郁结乳汁不通

主症：少壮之妇，于生产之后，或闻嫌谇，遂致两乳胀满疼痛，乳汁不通。

病机：肝气郁结。

治法：宜大舒其肝木之气，而阳明之气血自通，而乳亦通矣，不必专去通乳也。

方药：通肝生乳汤。

总之，傅山治疗产后病的许多观点辨证独具匠心，论治独树一帜，分析深入浅出，理法方药丝丝入扣。

对于产后多虚，傅山主张治疗以补益气血为主。气血同源，相互资生。他认为，"血有形之物，难以速生，气乃无形之物，易于迅发，补气以生血，尤易于补血以生气耳"。所以，治疗产后病，都是养血与益气并用，而补气药用量较重。同时还重视健脾胃。傅山说："胃乃二阳，资养五脏者也，胃阳不生，何以化精微以生阴水乎。"

综观傅山治疗产后病方剂，如治产后恶寒身颤的十全大补汤，治产后血崩的救败求生汤，治产后乳汁不下的通乳丹，治产后厥症的滋荣益气复神汤，治产后四肢浮肿的转气汤等。方中多用参、芪、术、陈、草等，求本为大法。

产后瘀证的治疗，以生化汤为圣药。傅山认为此方行中有补、有化旧生新之妙。在服法上指出："产后危疾诸症，当频服生化汤，服至病退乃止。"

对于产后兼病，傅山认为："凡新产后，荣卫俱虚，易发寒热，身痛腹痛，决不可妄投发散之剂，当用生化汤为主，稍佐发散之药；产后脾虚，易于停食，以致身热，世人见有身热，便以为外感，速然发汗，速亡矣，当以生化汤中加扶脾消食之药。"又指出："大抵产后忿怒气逆及停食二症，善治者，重产而轻怒气消食，必以补气血为先，佐以调肝顺气，则怒郁散而元不损，佐以健脾消导，则停食行而思谷矣。若专理气消食，非徒无益而又害之。"他认为妇女产后百脉俱虚。易外感六淫之邪，内伤七情饮食，所以多兼其他杂病。治疗产后病人以扶正为本，祛邪为标，分清主次缓急，辨证施治。同时治产后诸病，最忌专事发汗、破气、攻下，用药贵在平正，这是傅山治疗产后病的独特之处。

二、传世验方

（一）治带下病方

1. 完带汤

组成：白术一两（土炒），山药一两（炒），人参二钱，白芍五钱（酒炒），车前子三钱（酒炒），苍术三钱（制），甘草一钱，陈皮五分，黑芥穗五分，柴胡六分。

功用：健脾疏肝，燥湿止带。

主治：白带下，即妇人有终年累月，下流白物，如涕如唾，不能禁止，甚则臭秽者。

用法：水煎服，二剂轻，四剂止，六剂则白带痊愈。

方解：傅山认为："中夫带下俱是湿症。""夫白带乃湿盛而火衰，肝郁而气弱，则脾土受伤，湿土之气下陷，是以脾精不守，不能化荣血以为经水，反变成白滑之物，由阴门直下，欲自禁而不可得也。治法宜大补脾胃之气，稍佐以舒肝之品，使风木不闭塞于地中，则地气自升腾于天上，脾气健而湿气消，自无白带之患矣。"（《傅青主女科·带下·白带一》）

方中重用一温一平之白术、山药二药，以益气健脾，运化水湿。并将药炒，更增燥湿之力。辅以人参补气而健脾，苍术燥湿而健脾，四药配合能使脾气健运而湿无由生。佐以白芍、柴胡，疏肝解郁，以遂曲直条达之性，则不再克脾。酒炒白芍能敛肝阴而不恶湿邪，以陈皮理气健运，则白术、山药、人参补气而不壅滞；芥穗生用走表散寒，炒黑则入里祛风胜湿，以增收涩止带之效；车前子利水，则湿有出路；甘草调和诸药为使。共奏疏肝健脾，燥湿止带之功。

此方脾胃肝三经同治之法，寓补于散之中，寄消于升之内。开提肝木之气，则肝血不燥，何至下克脾土？补益脾土之元，则脾气不湿，何难分消水气？至于补脾而兼以补胃者，由里及表也。脾，非胃气之强，则脾之弱不能旺，是补胃正所以补脾耳。

2. 加减逍遥散

组成：茯苓五钱，白芍五钱（酒炒），甘草五钱（生用），柴胡一钱，茵陈三钱，陈皮一钱，栀子三钱（炒）。

功用：疏肝解郁，清热利湿。

主治：青带下，即妇人有带下而色青者，甚则绿如绿豆汁，粘稠不断，其气腥臭。

用法：水煎服。二剂而色淡，四剂而青绿之带绝，不必过剂。

方解：傅山认为："夫青带乃湿热留于肝经。因肝气之郁也，郁则必逆，逍遥散最能解肝之郁与逆。"（《傅青主女科·带下·青带二》）方中茯苓健脾利水，白芍酒炒养肝血而敛阴，甘草量重且生用，能解热并助茯苓利水祛湿，即《素问》所谓"肝苦急，急食甘以缓之"之义。柴胡解肝郁，顺其条达之性，疏其郁遏之气，配以炒栀子之清肝热，茵陈之利湿，则湿热两清。陈皮能理气健运而祛湿，并能防苦寒之泻火药伤脾胃。共奏疏肝解郁，清热利湿之功。

3. 易黄汤

组成：山药一两（炒），芡实一两（炒），炒黄柏二钱（盐水炒），车前子一钱（酒炒），白果十枚（碎）。

功用：补脾益肾，清热祛湿止带。

主治：黄带下，即妇人有带下而色黄者，宛如黄茶浓汁，其气腥秽。

用法：水煎服。连服四剂，无不痊愈。

方解：傅山认为："黄带属任脉湿热。法宜补任脉之虚，而清肾火之炎，则庶几矣。"（《傅青主女科·带下·黄带三》）方中山药、芡实专补任脉之虚，又能利水，加白果引入任脉之中，更为便捷，所以奏功迅速。用黄柏清肾中之火，肾与任脉相通以相济，解肾中之火，即是解任脉之热。

4. 利火汤

组成：大黄三钱，白术五钱（土炒），茯苓三钱，车前子三钱（酒炒），王不留行三钱，黄连三钱，栀子三钱（炒），知母二钱，石膏五钱（煅），刘寄奴三钱。

功用：清热泄火，渗湿利水。

主治：黑带下，即妇人有带下而色黑者，甚则如黑豆汁，其气亦腥。

用法：水煎服。一剂小便疼止而通利，二剂黑带变白，三剂白而减少，再三剂痊愈。

方解：傅山认为："夫黑带者，乃火热之极也。其症必腹中疼痛，小便时如刀刺，阴门必发肿，面色必发红，日久必黄瘦，饮食必兼人，口中必热渴，饮以凉水，少觉宽快，此胃火太旺，与命门，膀胱，三焦之火合而熬煎，所以熬干而变为炭色，断是火热之极之变。"（《傅青主女科·带

下·黑带四》）

方用黄连、石膏、栀子、知母一派寒凉之品，入于大黄之中，则火热迅速扫除。而又得王不留行与刘寄奴之清利甚急，则湿与热俱无停住之机。佐以白术以扶土、茯苓以渗湿、车前以利水。诸药合用，共奏清热泄火、渗湿利水之功。

5. 清肝止淋汤

组成：白芍一两（醋炒），当归一两（酒洗），生地五钱（酒炒），阿胶三钱（白面炒），粉丹皮三钱，黄柏二钱，牛膝二钱，香附一钱（酒炒），红枣十个，小黑豆一两。

功用：养血柔肝活络，健脾利湿清热。

主治：赤带下，即妇人有带下而色红者，似血非血，淋沥不断。

用法：水煎服。一剂少止，二剂又少止，四剂痊愈，十剂不再发。

方解：傅山认为："夫赤带亦湿病，湿是土之气，宜见黄白之色，今不见黄白而见赤者，火热故也。火色赤，故带下亦赤耳。治法须清肝火而扶脾气，则庶几可愈。"（《傅青主女科·带下·赤带五》）

方中醋炒白芍与酒洗当归，一开一合，有收有散，能柔肝养阴以平抑肝阳，旨在肝之阴阳平衡；佐以性味甘平之红枣，以安中资血；再佐以小黑豆补肾益精，阿胶滋阴补血而润肝肾，丹皮退血分之虚热，合黄柏苦寒泄火而止淋，佐以香附疏解肝之郁气，复其疏泄之性，不致化火，牛膝补肝肾，强腰膝固带脉。

纵观全方，"妙在纯于治血，少加清火之味"。此方但主补肝之血，全不利脾之湿者，以赤带之为病，火重而湿轻也。夫火之所以旺者，由于血之衰，补血即足以制火。此方之妙，在于不泻肝火而养肝血，不利脾湿而养血化湿。

（二）治血崩病方

1. 固本止崩汤

组成：大熟地一两（九蒸），白术一两（土炒），焦黄芪三钱（生用），当归五钱（酒洗），黑姜二钱，人参三钱。

功用：益气固本，养血止血。

主治：血崩昏暗，即妇人有一时血崩，两目黑暗，昏晕在地，不省人事者。

用法：水煎服。一剂崩止，十剂不再发。

方解：傅山认为："血崩昏暗，人莫不谓火盛动血也。然此火非实火，乃虚火耳。"（《傅青主女科·血崩·昏暗六》）此方于补阴之中行止崩之法。方中重用参芪益气摄血，白术健脾而统血，重用熟地配当归以养血滋阴，生化有形之血，俾气有所附，虚热自消。佐以黑姜入血分而温经止血。

此方妙在全不去止血而唯补血，又不止补血而更补气，非唯补气而更补火。盖血崩而至于黑暗昏晕，则血已尽去，仅存一线之气，以为护持，若不急补其气以生血，而先补其血而遗气，则有形之血，恐不能遽生，而无形之气，必且至尽散，此所以不先补血而先补气也。然单补气则血又不易生；单补血而不补火，则血又必凝滞，而不能随气而速生。况黑姜引血归经，是补中又有收敛之妙，所以同补气补血之药并用之耳。

2. 加减当归补血汤

组成：当归一两（酒洗），黄芪一两（生用），三七根末三钱，桑叶十四片。

功用：益气养血，收敛止血。

主治：年老血崩，即年老妇人血崩昏晕者。

用法：水煎服。二剂而血少止，四剂不再发，然必须断欲始除根。若再犯色欲，未有不重病者也。

方解：傅山认为："夫补血汤乃气血两补之神剂，三七根乃止血之圣药，加入桑叶者，所以滋肾之阴，又有收敛之妙。"(《傅青主女科·血崩·老年血崩七》)

3. 固气汤

组成：人参一两，白术五钱（土炒），大熟地五钱（九蒸），当归三钱（酒洗），白茯苓二钱，甘草一钱，杜仲三钱（炒黑），山萸肉二钱（蒸），远志一钱（去心），五味子十粒（炒）。

功用：益气补血。

主治：少妇血崩，小产之崩。

用法：水煎服。一剂而血止，连服十剂痊愈。

方解：本方由八珍汤加减化裁而成，因病属气虚不能摄血，故八珍汤去川芎、白芍，防其伐气，加杜仲、山萸肉以补肝肾而养冲任，远志、五味子以交通心肾。因病由房事而起，同房则心气动而肾精泄，故以远志宁心安神，五味子滋肾养精，且二药同用，可使心肾相交、水火既济。

诸药合用共奏益气、补血、填精，以固冲任之效。傅山认为："此方固气而兼补血。已去之血，可以速生，将脱之血，可以尽摄。凡气虚而崩漏者，此方最可通治，非仅治小产之崩。其最妙者，不去止血，而止血之味，含于补气之中也。"(《傅青主女科·血崩·少妇血崩八》)

4. 引精止血汤

组成：人参五钱，白术一两（土炒），茯苓三钱（去皮），熟地一两（九蒸），山萸肉五钱（蒸），黑姜一钱，黄柏五分，芥穗三钱，车前子三钱（酒炒）。

功用：益气健脾，补肾止血。

主治：交感出血。

用法：水煎服。连服四剂愈，十剂不再发。

方解：傅山认为："此等之病，成于经水正来之时交合，精冲血管也。治法须通其胞胎之气，引旧日之集精外出，而益之以补气补精之药，则血管之伤，可以补完矣。"（《傅青主女科·血崩·交感出血九》）

此方用参、术以补气，用地、萸以补精，精气既旺，则血管流通；加入茯苓、车前以利水与窍，水利则血管亦利；又加黄柏为引，直入血管之中，而引凤精出于血管之外；芥穗引败血出于血管之内；黑姜以止血管之口。

5. 平肝开郁止血汤

组成：白芍一两（醋炒），白术一两（土炒），当归一两（酒洗），丹皮三钱，三七根三钱（研末），生地三钱（酒炒），甘草二钱，黑芥穗二钱，柴胡一钱。

功用：平肝解郁，清热止血。

主治：郁结血崩，即妇人有怀抱甚郁，口干舌渴，呕吐吞酸，而血下崩者。

用法：水煎服。一剂呕吐止，二剂干渴除，四剂血崩愈。

方解：傅山认为："此病乃肝气之郁结而然也。""夫肝主藏血，气结而血亦结，何以反至崩漏？盖肝之性急，气结则其急更甚，更急则血不能藏，故崩不免也。治法宜以开郁为主，若徒开其郁，而不知平肝，则肝气大开，肝火更炽，而血亦不能止矣。"（《傅青主女科·血崩·郁结血崩十》）

方中妙在白芍之平肝，柴胡之开郁，白术利腰脐，则血无积住之虞。荆芥通经络，则血有归还之乐。丹皮又清骨髓之热。生地复清脏腑之炎。当归、三七于补血之中，以行止血之法，自然郁结散而血崩止矣。

6. 逐瘀止血汤

组成：生地一两（酒炒），大黄三钱，赤芍三钱，丹皮一钱，当归尾五钱，枳壳五钱（炒），龟板三钱（醋炙），桃仁十粒（泡炒研）。

功用：活血化瘀，止痛。

主治：闪跌血崩，即妇人有升高坠落，或闪挫受伤，以致恶血下流，有如血崩之状者。

用法：水煎服。一剂疼轻，二剂疼止，三剂血亦全止，不必再服。

方解：傅山认为："盖此症之状，必手按之而疼痛，久之则面色萎黄，形容枯槁，乃是瘀血作祟，并非血崩可出。倘不知解瘀而用补涩，则瘀血内攻，疼无止时，反致新血不得生，旧血无由化，死不能悟，岂不可伤哉！治法须行血以去瘀，活血以止疼，则血自止而愈矣。"（《傅青主女科·血崩·闪跌血崩十一》）方中重用生地，清热凉血；归尾、赤芍、桃仁化瘀止痛；丹皮清热凉血；大黄凉血逐瘀；枳壳下气，佐大黄以促其涤荡瘀热之功；龟板既可祛瘀，又可养阴，有去瘀生新之功。此方之妙，妙于活血之中，佐以下滞之品，故逐瘀如扫，而止血如神。

7. 清海丸

组成：大熟地一斤（九蒸），山萸十两（蒸），山药十两（炒），丹皮十两，北五味二两（炒），麦冬肉十两，白术一斤（土炒），白芍一斤（酒炒），龙骨二两，地骨皮十两，干桑叶一斤，元参一斤，沙参十两，石斛十两。

功用：补益肝肾，滋阴降火。

主治：血海太热血崩，即妇人有每行人道，经水即来，一如血崩。

用法：上十四味，各为细末，合一处，炼蜜丸桐子大，早晚每服五钱，白滚水送下，半载痊愈。

方解：傅山认为："此病乃子宫血海因太热而不固。治法必须滋阴降火，以清血海而和子宫，则终身之病，可半载而除矣。然必绝欲三月而后可。"（《傅青主女科·血崩·血海太热血崩十二》）

此方以麦味地黄丸减茯苓、泽泻，加沙参、石斛、元参、桑叶、白芍、地骨皮，此皆为清热养阴之品。白术健脾摄血，龙骨收涩止血。全方滋阴降火、补益肾、肝、脾而止血。此方补阴而无浮动之虑，缩血而无寒凉之苦，日计不足，月计有余，潜移默夺，子宫清凉，而血海自固。倘不揣其本而齐其末，徒以发灰、白矾，黄连炭、五倍子等药末，以外治其幽隐之处，则恐愈涩而愈流，终必至于败亡也。可不慎与！

（三）治鬼胎病方

1. 荡鬼汤

组成：人参一两，当归一两，大黄一两，雷丸三钱，川牛膝三钱，红花三钱，丹皮三钱，枳壳一钱，厚朴一钱，小桃仁三十粒。

功用：补中逐邪。

主治：妇人鬼胎，即妇人有腹似怀妊，终年不生，甚至二三年不生者，此鬼胎也。

用法：水煎服。一剂腹必大鸣，可泻恶物半桶。再服一剂，又泻恶物而愈矣。断不可复用三剂也。盖虽补中用逐，未免迅利，多用恐伤损元气。

方解：傅山认为："鬼胎之病，治法必须以逐秽为主，且必于补中逐之为的也。"（《傅青主女科·鬼胎·妇人鬼胎十三》）此方用雷丸祛秽，又得大黄之扫除，佐以厚朴、红花、桃仁等三味，都是善行善攻之品，使腹中邪气得以驱除。尤妙在用参、当以补气血，则邪去而正不伤。若单用雷丸、大黄以迅下，必有气脱血崩之患。

2. 荡邪散

组成：雷丸六钱，桃仁六十粒，当归一两，丹皮一两，甘草四钱。

功用：活血化瘀，攻逐祛邪。

主治：室女鬼胎，即女子在家未嫁，月经忽断，腹大如妊，面色乍赤乍白，六脉乍大乍小。

用法：水煎服。一剂必下恶物半桶，再服调正汤治之。

方解：傅山认为："此病乃灵鬼凭身而然也。治法似宜补正以祛邪，然邪不先祛，补正亦无益也。必须先祛邪而后补正，斯为得之。"（《傅青主女科·鬼胎·室女鬼胎十四》）本方重用雷丸荡逐邪气，消积除滞，桃仁善泄血滞，破血祛瘀，丹皮辛行苦泄，活血祛瘀以助桃仁之功，当归活血补血，攻下恶血而无血虚之弊，甘草和中益气，补虚解毒，以解雷丸之毒，顾护脾胃之气。诸药合用，共奏活血化瘀，攻逐祛邪之功，则恶血得下，腹胀得消，经水自当以时而下。

3. 调正汤

组成：白术五钱，苍术五钱，茯苓三钱，陈皮一钱，贝母一钱，薏米五钱。

功用：益气健脾，温阳扶正。

主治：室女鬼胎，以荡邪散攻下恶血后，服此方调正。

用法：水煎服。连服四剂，则脾胃之气转，而经水渐行。

方解：本方重用白术益气健脾，苍术健脾温阳，二术相配脾气得充，气实而血自生，脾阳得温，阳旺则阴气难犯。茯苓健脾渗湿，能宣脾气之困，陈皮辛行温通，善理气健脾，贝母开郁下气，散结消痈，薏米淡渗甘补，健脾护胃。诸药合用，具有益气健脾，温阳扶正之功，故正气得充，鬼气必不再侵。

（四）治月经病方

1. 清经散

组成：丹皮三钱，地骨皮五钱，白芍三钱（酒炒），大熟地三钱（九蒸），青蒿二钱，白茯苓一钱，黄柏五分（盐水浸炒）。

功用：舒肝解郁，养血调经。

主治：经水先期，即妇人经水先期，其经甚多。

用法：水煎服。二剂而火自平。

方解：傅山认为："先期经来而量多者，肾中水火太旺，即火热而水有余也。其治之法但少清其热，不必泄其水也。"（《傅青主女科·调经·经水先期十五》）

方中丹皮凉血清热，泻血分伏火；地骨皮、黄柏泻肾火；青蒿以清阴分之热；生地凉血养阴；白芍益阴敛肝；茯苓行水泄热，又可宁心。本方以清热泻火药为主，抑阳以配阴，少佐滋阴药，使火泻而液不伤，用于火热而水有余之实热证，火热泻后血海得以安宁则经自调。此方虽是清火之品，然仍是滋水之味，火泄而水不与俱泄，损而益也。

2. 两地汤

组成：大生地一两（酒炒），元参一两，白芍药五钱（酒炒），麦冬肉五钱，地骨皮三钱，阿胶三钱。

功用：滋阴清热。

主治：经水先期，即妇人先期经来只一、二点者。

用法：水煎服。四剂而经调矣。

方解：傅山认为："先期经来而量少者，肾中火旺而阴水亏，即火热而水不足而然也。治之法不必泄火，只专补水，水既足而火自消矣，亦既济之道也。"（《傅青主女科·调经·经水先期十五》）方中以生地、地骨皮清骨中之热而滋肾阴，元参滋阴生津，麦冬润肺清心，以滋水之上源而降心火，使心火不炎而水火既济，阿胶以养血滋阴，白芍柔阴。全方不用苦寒清热，而重用甘寒养阴，从而达到"水盛而火自平"，阴生而经自调之目的。

3. 温经摄血汤

组成：大熟地一两（九蒸），白芍一两（酒炒），川芎五钱（酒洗），白术五钱（土炒），柴胡五分，五味子三分，肉桂五分（去粗皮，研），续断一钱。

功用：补益精血，温经散寒。

主治：经水后期，即妇人经水后期而来多者。

用法：水煎服。三剂而经调矣。

方解：傅山认为："经水后期而来多，血寒而有余。治法于补中温散之，不得曰后期者俱不足也。"（《傅青主女科·调经·经水后期十六》）此方熟地黄、炒白芍、五味子、续断、炒白术大补肝肾脾之精与血，加肉桂以祛其寒，柴胡以解其郁，是补中有散，而散不耗气；补中有泄，而泄不损阴。所以补之有益，而温之有功，此调经之妙药也，而摄血之仙丹也。凡经来后期者，俱可用。若元气不足，加人参一二钱亦可。

4. 定经汤

组成：菟丝子一两（酒炒），白芍一两（酒炒），当归一两（酒洗），大熟地五钱（九蒸），山药五钱（炒），白茯苓三钱，芥穗二钱（炒黑），柴胡五分。

功用：舒肝解郁，补肾调经。

主治：经水先后无定期，即妇人有经来断续，或前或后无定期。

用法：水煎服。二剂而经水净，四剂而经期定矣。

方解：傅山认为："经来先后无定期，乃肝气之郁结而然也。治法宜舒肝之郁，即开肾之郁也，肝肾之郁既开，而经水自有一定之期矣。"（《傅青主女科·调经·经水先后无定期十七》）方中菟丝子补肾养肝，熟地滋阴补肾，二药配伍补肾益精，养冲任；当归、白芍养血柔肝调经；柴胡、荆芥既可疏肝解郁，又可理血；山药、茯苓健脾和中而利肾水。此方舒肝肾之气，非通经之药也；补肝肾之精，非利水之品也，肝肾之气舒而精通，肝肾之精旺而水利，不治之治，正妙于治也。

5. 助仙丹

组成：白茯苓五钱，陈皮五钱，白术三钱（土炒），白芍三钱（酒炒），山药三钱（炒），菟丝子二钱（酒炒），杜仲一钱（炒黑），甘草一钱。

功用：健脾益肾，滋补精血。

主治：经水数月一行，即妇人有数月一行经者，每以为常，亦无或先或后之异，亦无或多或少之殊。

用法：河水煎服。四剂而仍如其旧，不可再服也。

方解：傅山认为："此病乃嗜欲损夭之人甚多，气血亏损使然。"（《傅青主女科·调经·经水数月一行十八》）方中白术、山药、甘草补脾土以资化源，菟丝子、白芍、杜仲益肾而无滋腻之弊，茯苓、陈皮理气化痰。诸药共奏健脾益肾，解郁清痰，生精益血之功。此方平补之中，实有妙理。健脾益肾而不滞，解郁清痰而不泄，不损天然之气血，便是调经之大法，何得用他药以冀通经哉！

6. 安老汤

组成：人参一两，黄芪一两（生用），大熟地一两（九蒸），白术五钱（土炒），当归五钱（酒洗），山萸五钱（蒸），阿胶一两（蛤粉炒），黑芥穗一钱，甘草一钱，香附五分（酒炒），木耳炭一钱。

功用：补肝肾，益脾气，摄血生血。

主治：年老经水复行，即妇人有年五十外或六、七十岁忽然行经者，或下紫血块、或如红血淋。

用法：水煎服。一剂减，二剂尤减，四剂全减，十剂愈。

方解：傅山认为："经不宜行而行者，乃肝不藏脾不统而然也。此等之症，非大补肝脾之气与血，而血安能骤止。"（《傅青主女科·调经·老年经水复行十九》）方中重用人参、黄芪、白术，补元气，固摄将脱之血；熟地、阿胶、当归滋阴液，补已亡之血，使阴血充复，阳气有所依附，浮阳回归，起到养阴维阳之功，山萸肉补肝肾并收敛耗散之精血；木耳炒炭入络退火止血；香附乃血中之气药，能扶经络之气；芥穗炒黑入营止血；甘草调和诸药。此方补益肝脾之气，气足自能生血而摄血。尤妙大补肾水，水足而肝气自舒，肝舒而脾自得养，肝藏之而脾统之，又安有泄漏者，又何虑其血崩哉！

7. 加味四物汤

组成：大熟地一两（九蒸），白芍五钱（酒炒），当归五钱（酒洗），川芎三钱（酒洗），白术五钱（土炒），粉丹皮三钱，元胡一钱（酒炒），甘草一钱，柴胡一钱。

功用：养血活血，调经止痛。

主治：经水忽来忽断时疼时止，即妇人有经水忽来忽断，时疼时止，寒热往来者。

用法：水煎服。

方解：傅山认为："妇人当行经之际，腠理大开，适逢风之吹寒之袭，则肝气为之闭塞，而经水之道路亦随之而俱闭，由是腠理经络，各皆不宜，而寒热之作，由是而起。"（《傅青主女科·调经·经水忽来忽断时疼时止二十》）治法宜补肝中之血，通其郁而散其风，则病随手而效，所谓治风先治血，血和风自灭，此其一也。此方用四物汤以滋脾胃之阴血，用柴胡、白芍、丹皮以宣肝经之风郁，用甘草、白术、元胡以利腰脐而和腹疼，入于表里之间，通乎经络之内，用之得宜，自奏功如响也。

8. 宣郁通经汤

组成：白芍五钱（酒炒），当归五钱（酒洗），丹皮五钱，山栀子三钱（炒），白芥子二钱（炒研），柴胡一钱，香附一钱（酒炒），川郁金一钱（醋炒），黄芩一钱（酒炒），生甘草一钱。

功用：开郁清热，通经止痛。

主治：经水未来腹先疼，即妇人有经前腹疼数日，而后经水行者，其经来多是紫黑块。

用法：水煎服。连服四剂，下月断不先腹疼而后行经矣。

方解：傅山认为："此病乃热极而火不化而然也。夫肝属木，其中有火，舒则通畅，郁则不扬，经欲行而肝不应，则抑拂其气而疼生。然经满则不能内藏，而肝中之郁火焚烧，内逼经出，则其火亦因之而怒泄。其紫黑者，水火两战之象也。其成块者，火煎成形之状也。治法似宜大泄肝中之火，然泄肝之火，而不解肝之郁，则热之标可去，而热之本未除也，其何能益！"（《傅青主女科·调经·经水未来腹先疼二十一》）

方中重用当归、白芍养血柔肝，柴胡与郁金疏肝解郁，畅通血行；制香附理气活血止痛，丹皮以清血热，栀子、黄芩和白芥子合用苦寒以清泻里热，佐生甘草清热解毒，并调和诸药。此方补肝之血，而解肝之郁，利肝之气，而降肝之火，所以奏功速也。

9. 调肝汤

组成：山药五钱（炒），阿胶三钱（白面炒），当归三钱（酒洗），白芍三钱（酒炒），山萸肉三钱（蒸熟），巴戟一钱（盐水浸），甘草一钱。

功用：滋补肝肾，调经止痛。

主治：行经后少腹疼痛，即妇人有少腹疼于行经之后者，肾气之涸也。

用法：水煎服。

方解：傅山认为："此病乃肾气之涸而然也。盖肾水一虚则水不能生木，而肝木必克脾土，木土相争，则气必逆，故尔作疼。治法必须以舒肝气为主，而益之以补肾之味，则水足而肝气益安，肝气安而逆气自顺。"方中山药、山萸肉、巴戟天补肾中之精，阿胶滋阴以生肾水，当归活血止痛，白芍柔肝止痛，甘草缓急止痛。此方平调肝气，既能转逆气，又善止郁疼。经后之证，以此方调理最佳。不特治经后腹疼之症也。（《傅青主女科·调经·经行后小腹疼痛二十二》）

10. 顺经汤

组成：当归五钱（酒洗），大熟地五钱（九蒸），白芍二钱（酒炒），丹皮五钱，白茯苓三钱，沙参三钱，黑芥穗三钱。

功用：补水制火，养血调肝。

主治：经前腹痛吐血，即妇人有经未行之前一二日，忽然腹疼而吐血者。

用法：水煎服。一剂而吐血止，二剂而经顺，十剂不再发。

方解：傅山认为："此病乃肝气之逆而然也。治法似宜平肝以顺气，而不必益精以补肾矣。虽然，经逆而吐血，虽不大损夫血，而反复颠倒，未免太伤肾气，必须于补肾之中，用顺气之法始为得当。"方中用丹皮、白芍泻厥阴肝经之火，敛肝阴柔木性；配熟地滋肾水以济火；沙参甘寒清肺热祛痰火，又能降逆安中，同白芍为平肝清肺要药，成酸甘化阴之妙；当归补养耗损之血，又能活血行经；茯苓安宁初耗之神；芥穗炒黑能入血络，以清火安血。"此方于补肾调经之中，而用引血归经之品，是和血之法，实寓顺气之法也。肝不逆而肾气自顺，肾气既顺，又何经逆之有哉！"（《傅青主女科·调经·经前腹痛吐血二十三》）

11. 温脐化湿汤

组成：白术一两（土炒），白茯苓三钱，山药五钱（炒），巴戟肉五钱（盐水浸），扁豆三钱（炒，捣），白果十枚（捣碎），建莲子（三十枚，不去心）。

功用：利湿散寒，温通经脉。

主治：经水将来脐下先疼痛，即妇人有经水将来三五日前而脐下作疼，状如刀刺者；或寒热交作，所下如黑豆汁。

用法：水煎服。必须经未来前十日服之。四剂而邪气去，经水调，兼可种子。

方解：傅山认为："此病乃下焦寒湿相争而然也。治法利其湿而温其寒，使冲任无邪气之乱，脐下自无疼痛之疚矣。""此方君白术以利腰脐之气；用巴戟、白果以通任脉；扁豆、山药、莲子以卫冲脉，所以寒湿扫除而经水自调，可受妊矣。倘疑腹疼为热疾，妄用寒凉，则冲任虚冷，血海变为冰海，血室反成冰室，无论难于生育，而疼痛之止，又安有日哉！"（《傅青主女科·调经·经水将来脐下先疼痛二十四》）

12. 加减四物汤

组成：大熟地一两（九蒸），白芍三钱（酒炒），当归五钱（酒洗），川芎二钱（酒洗），白术五钱（土炒），黑芥穗三钱，山萸三钱（蒸），续断一钱，甘草一钱。

功用：养血益气，摄血调经。

主治：经水过多，即妇人有经水过多，行后复行，面色痿黄，身体倦怠，而困乏愈甚者。

用法：水煎服。四剂而血归经矣。十剂之后，加人参三钱，再服十剂，下月行经，适可而止矣。

方解：傅山认为："此病乃血虚而不归经而然也。治法宜大补血而引之归经，又安有行后复行之病哉。夫四物汤乃补血之神品，加白术、荆芥，补中有利；加山萸、续断，止中有行；加甘草以调和诸品，使之各得其宜，所以血足而归经，归经而血自静矣。"（《傅青主女科·调经·经水过多二十五》）

13. 健固汤

组成：人参五钱，白茯苓三钱，白术一两（土炒），巴戟五钱（盐水浸），薏苡仁三钱（炒）。

功用：暖土固肠，扶阳温肾。

主治：经前泄水，即妇人有经未来之前，泄水三日，而后行经者。

用法：水煎服。连服十剂，经前不泄水矣。

方解：傅山认为："此病乃脾气之虚而然也。夫脾统血，脾虚则不能摄血矣；且脾属湿土，脾虚则土不实，土不实而湿更甚，所以经水将动，而脾先不固；脾经所统之血，欲流注于血海，而湿气乘之，所以先泄水而后行经也。调经之法，不在先治其水，而在先治其血；抑不在先治其血，而在先补其气。盖气旺而血自能生，抑气旺而湿自能除，且气旺而经自能调矣。"方中党参、白术补气健脾；巴戟天温补肾阳而助脾运；茯苓、薏苡仁健脾渗湿。此方补脾气以固脾血，则血摄于气之中，脾气日盛，自能运化其湿，湿既化为乌有，自然经水调和，又何至经前泄水哉！（《傅青主女科·调经·经前先泄水二十六》）

14. 顺经两安汤

组成：当归五钱（酒洗），白芍五钱（酒炒），大熟地五钱（九蒸），山萸肉二钱（蒸），人参三钱，白术五钱（土炒），麦冬五钱（去心），黑芥穗二钱，巴戟肉一钱（盐水浸），升麻四分。

功用：益气养阴，滋补肝肾。

主治：经前大便下血，即妇人有行经之前一日大便先出血者。

用法：水煎服。二剂大肠血止而经从前阴出矣；三剂经止，而兼可受妊矣。

方解：傅山认为："此病乃经流于大肠而然也。盖经水之妄行，原因心肾之不交；今不使水火之既济，而徒治其胞胎，则胞胎之气无所归，而血安有归经之日！故必大补其心与肾，便心肾之气交，而胞胎之气自不散，则大肠之血自不妄行，而经自顺矣。"方中以人参、麦冬、白芍、山萸肉益气养阴，滋补心肝肾之津液而退火；巴戟天、熟地、当归填肾精补肝血，以壮水之主；白术助气血生化，黑芥穗入血分泻肠火止血，升麻振中气上升，遂其游溢之精气上行，承制心火。此方乃大补心肝肾三经之药，全不去顾胞胎，而胞胎有所归者，以心肾之气交也。盖心肾虚则其气两分；心肾足则其气两合，心与肾不离，而胞胎之气听命于二经之摄，又安有妄动之形哉！（《傅青主女科·调经·经前大便下血二十七》）

15. 益经汤

组成：大熟地一两（九蒸），白术一两（土炒），山药五钱（炒），当归五钱（酒洗），白芍三钱（酒炒），生枣仁三钱（捣碎），丹皮二钱，沙参三钱，柴胡一钱，杜仲一钱（炒黑），人参二钱。

功用：补肾水，疏肝健脾。

主治：年未老经水断，即有年未至七七而经水先断者。

用法：水煎服。连服八剂而经通矣，服三十剂而经不再闭，兼可受孕。

方解：傅山认为："此病乃是心肝脾之气郁而然也。盖以肾水之生，原不由于心肝脾，而肾水之化，实有关于心肝脾。治法必须散心肝脾之郁，而大补其肾水，仍大补其心肝脾之气，则精溢而经水自通矣。"全方 11 味药，熟地黄一味为君，统领补肾，人参、当归为臣，健脾养血为纲，白术、山药、沙参佐以健脾，杜仲佐以补肾，酸枣仁、柴胡、白芍、牡丹皮四药为使，不仅分入心、肝、脾、肾四经而且兼顾他经，即解心肝之气郁，又散血分之郁，沙参补益肺气，养肺胃之阴，并制诸药温燥之性。此方心肝脾肾四经同治药也。妙在补以通之，散以开之；倘徒补则郁不开而生火，徒散则气益衰而耗精；设或用攻坚之剂，辛热之品，则非徒无益，而又害之矣。（《傅青主女科·调经·年未老经水断二十八》）

（五）治不孕病方

1. 养精种玉汤

组成：大熟地一两（九蒸），当归五钱（酒洗），白芍五钱（酒洗），山茱萸肉五钱（蒸熟）。

功用：补肾平肝，精血并调。

主治：身瘦不孕，即妇人有瘦怯身躯，久不孕育，一交男子，即卧病终朝。

用法：水煎服。三月便可身健受孕，断可种子。

方解：傅山认为："此病乃血虚而然也。治法必须大补肾水而平肝木，水旺则血旺，血旺则火消，便成水在火上之卦。"方中熟地、山萸肉滋阴补血，益精填髓，当归补血，使精充血足；配白芍之酸敛，柔润肝阴，平抑肝火，又能制当归之辛窜，以补血敛阴。"此方之用，不特补血而纯于填精，精满则子宫易于摄精，血足则子宫易于容物，皆有子之道也。惟是贪欲者多，节欲者少，往往不验。服此者果能节欲三月，心静神清，自无不孕之理。否则不过身体健壮而已，勿咎方之不灵也。"（《傅青主女科·种子·身瘦不孕二十九》）

2. 并提汤

组成：大熟地一两（九蒸），巴戟一两（盐水浸），白术一两（土炒），人参五钱，黄芪五钱（生用），山萸肉三钱（蒸），枸杞二钱，柴胡五分。

功用：补肾健脾益气。

主治：胸满不思食不孕，即妇人有饮食少思，胸膈满闷，终日倦怠思睡。一经房事，呻吟不已者。

用法：水煎服。三月而肾气大旺，再服一月，未有不能受孕者。

方解：傅山认为："此病乃肾气不足而然也。治法必以补肾气为主，但补肾而不兼补脾胃之品，则肾之水火二气不能提于至阳之上也。"方中以山萸肉、巴戟天温肾补气，配熟地、枸杞益肾填精；以人参、黄芪大补元气升阳，配白术健运中土，土能旺而精自生，以后天养先天。稍佐柴胡疏肝理气，不使肝木侮土。"此方补气之药多于补精，似乎以补脾胃为主矣。孰知脾胃健而生精自易，是脾胃之气与血，正所以补肾之精也水也。又益以补精之味，则阴气自足，阳气易升，自尔腾越于上焦矣。阳气不下陷，则

无非大地阳春，随遇皆是化生之机，安有不受孕之理与！"(《傅青主女科·种子·身瘦不孕二十九》)

3. 温胞汤

组成：白术一两（土炒），巴戟一两（盐水浸），人参二钱，杜仲三钱（炒黑），菟丝子三钱（酒浸炒），山药三钱（炒），芡实三钱（炒），肉桂三钱（去粗，研），附子三分（制），补骨脂二钱（盐水炒）。

功用：温补心肾，暖胞祛寒。

主治：下部冰冷不孕，即妇人有下身冰冷，非火不暖，交感之际，阴中绝无温热之气。

用法：水煎服。一月而胞胎热。

方解：傅山认为："此病乃胞胎寒之极而然也。盖胞胎居于心肾之间，上系于心，而下系于肾，胞胎之寒凉，乃心肾二火之衰微也。故治胞胎者，必须补心肾二火而后可。"方中白术补气健脾，滋养化源，巴戟温肾暖宫，人参、淮山药助白术补气健脾，杜仲、菟丝子、附子助巴戟补肾益精、温肾壮阳。芡实甘平，补肾益精、收引固涩，可抑桂、附等辛热之品耗伤精气，肉桂入肾，补命门真火且益心阳，益火消阴、祛沉寒痼冷；补骨脂苦温入心肾，温肾壮阳。上药合用以温补心肾，益火消阴、祛寒除冷、养精益气。"此方之妙，补心而即补肾，温肾而即温心。心肾之气旺，则心肾之火自生。心肾之火生，则胞胎之寒自散。原因胞胎之寒，以至茹而即吐，而今胞胎既热矣，尚有施而不受者乎？若改汤为丸，朝夕吞服，尤能摄精，断不至有伯道无儿之叹也。"(《傅青主女科·种子·下部冰冷不孕三十一》)

4. 温土毓麟汤

组成：巴戟一两（去心，酒浸），覆盆子一两（酒浸蒸），白术五钱（土炒），人参三钱，怀山药五钱（炒），神曲一钱（炒）。

功用：温肾暖胞，健脾益气。

主治：胸满少食不孕，即妇人有素性恬淡，饮食少则平和，多则难受，或作呕泄，胸膈胀满，久不受孕。

用法：水煎服。一月可以种子矣。

方解：傅山认为："此病乃脾胃虚寒而然也。夫脾胃之虚寒，原因心肾之虚寒耳。此脾胃虚寒之咎，故无玉麟之毓也。治法可不急温补其脾胃乎？然脾之母原在肾之命门，胃之母原在心之包络。欲温脾胃，必须补二经之火。盖母旺子必不弱，母热子必不寒，此子病治母之义也。"方中巴戟天、覆盆子温肾暖胞以养胞胎，太子参、白术、山药健脾益气，以滋化源，使源盛流畅。神曲醒胃以畅纳谷之用。"此方之妙，温补脾胃而又兼补命门与心包络之火。药味不多，而四经并治。命门心包之火旺，则脾与胃无寒冷之虞。子母相顾，一家和合，自然饮食多而善化，气血旺而能任。带脉有力，不虞落胎，安有不玉麟之育哉！"（《傅青主女科·种子·胸满少食不孕三十二》）

5. 宽带汤

组成：白术一两（土炒），巴戟五钱（酒浸），补骨脂一钱（盐水炒），人参三钱，麦冬三钱（去心），杜仲三钱（炒黑），大熟地五钱（九蒸），肉苁蓉三钱（洗净），白芍三钱（酒炒），当归二钱（酒洗），五味三分（炒），建莲子二十粒（不去心）。

功用：健脾益肾缓带。

主治：少腹急迫不孕，即妇人有少腹之间自觉有紧迫之状。急而不舒，不能生育。

用法：水煎服。四剂少腹无紧迫之状，服一月即受孕。

方解：傅山认为："此病乃带脉之拘急而然也。夫带脉系于腰脐之间，宜弛而不宜急。今带脉之急者，由于腰脐之气不利也。而腰脐之气不利者，由于脾胃之气不足也。脾胃气虚，则腰脐之气闭，腰脐之气闭，则带脉拘急。治法宜宽其带脉之急。而带脉之急，不能遽宽也，宜利其腰脐之气。而腰脐之气，不能遽利也，必须大补其脾胃之气与血，而腰脐可利，带脉可宽，自不难于孕育矣。"方中人参、白术、建莲子益气健脾，利腰脐之气；当归、白芍、麦冬养血育阴；杜仲、熟地、巴戟肉、补骨脂、肉苁蓉益肾固本。"方中用白芍之酸以平肝木，使肝不侮脾；用五味子之酸化生肾水，使肾能益带。此方之妙，脾胃两补，而又利其腰脐之气，自然带脉宽舒，可以载物而胜任矣"。（《傅青主女科·种子·少腹急迫不孕三十三》）

6. 开郁种玉汤

组成：白芍一两（酒炒），香附三钱（酒炒），当归五钱（酒洗），白术五钱（土炒），丹皮三钱（酒洗），茯苓三钱（去皮），天花粉（二钱）。

功用：舒肝解郁，养血调经。

主治：嫉妒不孕，即妇人有怀抱素恶，不能生子者。

用法：水煎服。一月则郁结之气开，郁开则无非喜气之盈腹，而嫉妒之心亦可以一易，自然两相合好，结胎于顷刻之间矣。

方解：傅山认为："此病乃肝气郁结而然也。肝气郁，则心肾之脉必致郁之极而莫解。盖母子相依，郁必不喜，喜必不郁也。其郁不能成胎者，以肝木不舒，必下克脾土而致塞。脾土之气塞，则腰脐之气必不利。腰脐之气不利，必不能通任脉而达带脉，则带脉之气亦塞矣。带脉之气即塞，则胞胎之门必闭，精即到门，亦不得其门而入矣。治法必解四经之郁，以开胞胎之门则几矣。"本方重用白芍以滋润肝脾，香附以舒肝解郁，当归以养血活血，且通任冲二脉，白术健脾而利腰脐之气，茯苓以健脾渗湿，能宣脾气之困，丹皮以清泻血中郁热，天花粉以润燥生津，滋而不滞。诸药合用，具有解心肝脾肾四经郁结之功效，故腰脐之气自利，任带通达，即可摄精而受孕。"此方之妙，解肝气之郁，宣脾气之困，而心肾之气亦因之俱舒。所以腰脐利而任、带通达，不必启胞胎之门而胞胎自启，不特治嫉

妒者也"。(《傅青主女科·种子·嫉妒不孕三十二》)

7. 加味补中益气汤

组成：人参三钱，黄芪三钱（生用），柴胡一钱，当归三钱（酒洗），白术一两（土炒），升麻四分，陈皮五分，茯苓五钱，半夏三钱（制）。

功用：补中益气，升阳化湿。

主治：肥胖不孕，即妇人有身体肥胖，痰涎甚多，不能受孕者。

用法：水煎服。八剂痰涎尽消，再十剂水湿利，子宫涸出，易于受精而成孕矣。

方解：傅山认为："此病乃湿盛而然也。治法必须以泄水化痰为主。然徒泄水化痰，而不急补脾胃之气，则阳气不旺，湿痰不去，人先病矣。"方中以黄芪益气，人参、甘草补中助之，佐白术健脾，当归补血，陈皮、半夏、茯苓理气和中祛湿，更用升举清阳之升麻、柴胡以为引使，俾清阳举而湿浊化，气血充而冲任固。"此方之妙，妙在提脾气而升于上，作云作雨，则水湿反利于下行。助胃气而消于下，为津为液，则痰涎转易于上化。不必用消化之品以损其肥，而肥自无碍；不必用浚决之味以开其窍，而窍自能通。阳气充足，自能摄精，湿邪散除，自可受种。何肥胖不孕之足虑乎！"（《傅青主女科·种子·肥胖不孕三十五》）

8. 清骨滋肾汤

组成：地骨皮一两（酒洗），丹皮五钱，沙参五钱，麦冬五钱（去心），玄参五钱（酒洗），五味子五分（炒，研），白术三钱（土炒），石斛二钱。

功用：清骨热，补肾精。

主治：骨蒸夜热不孕，即妇人有骨蒸夜热，遍体火焦，口干舌燥，咳嗽吐沫，难于生子者。

用法：水煎服。连服三十剂而骨热除，再服六十剂自受孕。

方解：傅山认为："此病乃骨髓之热，使人不嗣而然也。骨髓热由于肾之热，肾热而胞胎亦不能不热。且胞胎非骨髓之养，则婴儿无以生骨。骨髓过热，则骨中空虚，惟存火烈之气，又何能成胎？治法必须清骨中之热。然骨热由于水亏，必补肾之阴，则骨热除，珠露有滴濡之喜矣。壮水之主，以制阳光，此之谓也。"方中重用地骨皮一两，沙参、麦冬各半两，稍用丹皮五钱以"补肾中之精，凉骨中之热"。配以麦冬、石斛甘寒清热。另以五味子敛肾精，白术以健脾，共助清骨热，补肾精之效。"此方之妙，补肾中之精，凉骨中之热，不清胞胎，而胞胎自无太热之患。所以稍补其肾，以杀其火之有余，而益其水之不足，便易种子耳。"(《傅青主女科·种子·骨蒸夜热不孕三十六》)

9. 升带汤

组成：白术一两（土炒），人参三钱，沙参五钱，肉桂一钱（去粗，研），荸荠粉三钱，鳖甲三钱（炒），茯苓三钱，半夏一钱（制），神曲一钱（炒）。

功用：消疝除瘕，健脾益气。

主治：腰酸腹胀不孕，即妇人有腰酸背楚，胸满腹胀，倦怠欲卧，百计求嗣不能如愿。

用法：水煎服。连服三十剂而任督之气旺，再服三十剂而疝瘕之症除。

方解：傅山认为："此病乃任督之困而然也。夫任脉行于前，督脉行于后，然皆从带脉之上下而行也。故任脉虚则带脉坠于前，督脉虚则带脉坠于后，虽胞胎受精亦必小产。况任督之脉既虚，而疝瘕之症必起。治法必须先去其疝瘕之病，而补其任督之脉，则提挈天地，把握阴阳，呼吸精气，包裹成形，力足以胜任而无虞矣。外无所障，内有所容，安有不能生育之理！"方中肉桂以温经散寒，荸荠以祛积，鳖甲之攻坚，党参、白术、沙参益气，茯苓、半夏、神曲健脾渗湿，全方攻补兼施，使疝瘕除而脾气健运。"此方利腰脐之气，正升补任督之气也。任督之气升，而疝瘕自有难容

之势。"(《傅青主女科·种子·腰酸腹胀不孕三十七》)

10. 化水种子汤

组成：巴戟一两（盐水浸），白术一两（土炒），茯苓五钱，人参三钱，菟丝子五钱（酒炒），芡实五钱（炒），车前二钱（酒炒），肉桂一钱（去粗，研）。

功用：温肾化阳，健脾利水。

主治：便涩腹胀足浮肿不孕，即妇人有小水艰涩，腹胀脚肿，不能受孕者。

用法：水煎服。二剂，膀胱之气化；四剂，艰涩之症除；又十剂，虚胀脚肿之病形消；再服六十剂，肾气大旺，胞胎温暖，易于受胎而生育矣。

方解：傅山认为："此病乃膀胱之气不化而然也。然水湿之气必走膀胱，而膀胱不能自化，必得肾气相通，始能化水，以出阴器。治法必须壮肾气以分消胞胎之湿，益肾火以达化膀胱之水。使先天之本壮，则膀胱之气化；胞胎之湿除，而汪洋之田化成雨露之壤矣。水化则膀胱利、火旺则胞胎暖，安有布种而不发生者哉！"方中巴戟天、肉桂温补肾阳，一则补先天不足，二则助膀胱气化利水，去除胞宫水湿；白术、茯苓、人参健脾补气；菟丝子补肾益精；芡实健脾补肾，固涩肾精；再以少量车前子利水渗湿，共达利湿补脾肾，化水祛湿之效。"此方利膀胱之水，全在补肾中之气；暖胞胎之气，全在壮肾中之火。然方中之药，妙于补肾之火，而非补肾之水。尤妙于补火而无燥烈之虞，利水而非荡涤之猛。所以膀胱气化，胞胎不湿，而发荣长养无穷。"(《傅青主女科·种子·便涩腹胀足浮肿不孕三十八》)

（六）治妊娠病方

1. 顺肝益气汤

组成：人参一两，当归一两（酒洗），苏子一两（炒，研），白术三钱（土炒），茯苓二钱，熟地五钱（九蒸），白芍三钱（酒炒），麦冬三钱（去心），陈皮三分，砂仁一粒（烘，研），神曲一钱（炒）。

功用：滋阴养血，健脾益气，平冲降逆。

主治：妊娠恶阻，即妇人怀娠之后，恶心呕吐，思酸解渴，见食憎恶，困倦欲卧。

用法：水煎服。一剂轻，二剂平，三剂痊愈。

方解：傅山认为："此病乃肝血太燥而然也。肝气既逆，是以呕吐恶心之症生焉。呕吐纵不至太甚，而其伤气则一也。气既受伤，则肝血愈耗。故于平肝补血之中，加以健脾开胃之品，以生阳气，则气能生血，尤益胎气耳。"方中熟地、麦冬补阴填精，白芍、当归养肝血柔肝，人参益气，陈皮、白术、茯苓、砂仁等健脾理气，使滋阴不腻，少佐一味神曲健胃助食。"此方平肝则肝逆除，补肾则肝燥息，补气则血易生。凡胎病而少带恶阻者，俱以此方投之无不安，最有益于胎妇，其功更胜于四物焉。"（《傅青主女科·妊娠·妊娠恶阻三十九》）

2. 加减补中益气汤

组成：人参五钱，黄芪三钱（生用），柴胡一钱，甘草一分，当归三钱（酒洗），白术五钱（土炒），茯苓一两，升麻三分，陈皮三分。

功用：健脾补肺，升阳益气。

主治：妊娠浮肿，即妊妇有至五个月，肢体倦怠，饮食无味，先两足肿，渐至遍身头面俱肿。

用法：水煎服。四剂即愈，十剂不再犯。

方解：傅山认为："此病乃脾肺气虚而然也。治法当补其脾之血与肺之气，不必祛湿，而湿自无不去之理。"方中重用茯苓一两为君，以分湿邪；黄芪补中益气、升阳固表；人参、白术、甘草甘温益气，补益脾胃为臣；陈皮调理气机，当归补血和营为佐；升麻、柴胡协同参、芪升举清阳为使。（《傅青主女科·妊娠·妊娠浮肿四十》）

3. 安奠二天汤

组成：人参一两（去芦），熟地一两（九蒸），白术一两（土炒），山药五钱（炒），炙草一钱，山萸五钱（蒸，去核），杜仲三钱（炒黑），枸杞二钱，扁豆五钱（炒，去皮）。

功用：补脾益肾，固胞安胎。

主治：妊娠少腹疼，即妊娠少腹作疼，胎动不安，如有下堕之状。

用法：水煎服。一剂而疼止，二剂而胎安矣。

方解：傅山认为："夫胎动乃脾肾双亏之症，非大用参、术、熟地补阴补阳之品，断不能挽回于顷刻。"方中山茱萸滋阴补水而兼摄游离之精气，枸杞子补真阴之不足，生津益气，杜仲入肝而补肾，山药补脾胃，土旺金生，脾气旺则肾气充，扁豆健脾益气，和中健胃，炙甘草补中益气，调和诸药。（《傅青主女科·妊娠·妊娠少腹痛四十一》）

4. 润燥安胎汤

组成：熟地一两（九蒸），生地三钱（蒸），炒山萸肉五钱（蒸），麦冬五钱（去心），五味一钱（炒），阿胶二钱（蛤粉炒），黄芩二钱（酒炒），益母二钱。

功用：补肺滋肾，润燥安胎。

主治：妊娠口干咽疼，即妊妇至三四个月，自觉口干舌燥，咽喉微痛，无津以润，以至胎动不安，甚则血流如经水。

用法：水煎服。二剂而燥息，再二剂而胎安，连服十剂，而胎不再动矣。

方解：傅山认为："此症乃水亏之甚而然也。"方中二地滋阴养血；麦门冬、阿胶滋阴润肺；五味子滋肾生津；山茱萸补肾填精；黄芩清热以安胎；益母草祛瘀生新，防热邪煎熬阴血而成瘀。"全方滋肾润肺，使之水足燥息而胎安。此方专填肾中之精，而兼补肺。然补肺仍是补肾之意，故肾经不

干燥，则火不能灼，胎焉有不安之理乎？"（《傅青主女科·妊娠·妊娠口干咽疼四十二》）

5. 援土固胎汤

组成：人参一两，白术二两（土炒），山药一两（炒），肉桂二钱（去粗，研），制附子五分，续断三钱，杜仲三钱（炒黑），山茱萸一两（蒸，去核），枸杞三钱，菟丝子三钱（酒炒），砂仁三粒（炒，研），炙甘草一钱。

功用：益气健脾，温肾助阳。

主治：妊娠吐泻腹疼，即妊妇上吐下泻，胎动欲堕，腹疼难忍，急不可缓。

用法：水煎服。一剂而泄止，二剂而诸病尽愈矣。

方解：

傅山认为："此症乃脾胃虚极而然也。治法应急救脾胃之土，更宜补其心肾之火，使之土生，则两相接续，胎自固而安矣。"方中人参、白术、山药、甘草健脾益气；肉桂、附子小量用之引火归原，不可过用；续断、杜仲、菟丝子补肾以固胎本；山茱萸、枸杞子养肝益精；砂仁理气以安胎。"全方补火生土，补其心肾之火，使之生土而固胎。此方救脾胃之土十之八，救心肾之火十之二也。盖土崩非重剂不能援，火衰虽小剂而可助。"（《傅青主女科·妊娠·妊娠吐泻腹疼四十三》）

6. 解郁汤

组成：人参一钱，白术五钱（土炒），白茯苓三钱，当归一两（酒洗），白芍一两（酒炒），枳壳五分（炒），砂仁三粒（炒，研），山栀子三钱（炒），薄荷二钱。

功用：舒肝健脾，养血柔肝。

主治：妊娠子悬胁疼，即妊妇有怀抱忧郁，以致胎动不安，两胁闷而疼痛，如弓上弦。

用法：水煎服。一剂而闷痛除，二剂而子悬定，至三剂而痊安。去栀子，再多服数剂，不复发。

方解：傅山认为："此症乃肝气不通而然也。治法宜开肝气之郁结，补肝血之燥干，则子悬自定矣。"方中人参、茯苓、白术健脾开胃；当归、白芍养血柔肝以补肝血之燥干；砂仁理气止痛以开肝气之郁结；枳壳理气宽胸；薄荷疏理肝气以解肝郁；栀子清热防肝郁化火。"此平肝解郁之圣药，郁开则木不克土，肝平则火不妄动。方中又有健脾开胃之品，自然水精四布，而肝与肾有润泽之机，则胞胎自无干燥之患，又何虑上悬之不愈哉！"（《傅青主女科·妊娠·妊娠子悬胁疼四十四》）

7. 救损安胎汤

组成：当归一两（酒洗），白芍三钱（酒炒），生地一两（酒炒），白术五钱（土炒），炙草一钱，人参一钱，苏木三钱（捣碎），乳香一钱（去油），没药一钱（去油）。

功用：补血益气，祛瘀安胎。

主治：妊娠跌损，即妊妇有失足跌损，致伤胎元，腹中疼痛，势如将堕者。

用法：水煎服。一剂而疼痛止，二剂而势不下坠矣，不必三剂也。

方解：傅山认为："此症乃内伤兼跌损而然也。必须大补气血，而少加以行瘀之品，则瘀散胎安矣。但大补气血之中，又宜补血之品多于补气之药，则无不得之。方中当归、白芍、生地黄养血滋阴；人参、白术、甘草益气健脾；苏木、乳香、没药活血祛瘀；全方大补气血兼活血散瘀，妙在祛瘀而不伤胎，补气血而不滞邪，瘀散则胎安。（《傅青主女科·妊娠·妊娠跌损四十五》）

8. 助气补漏汤

组成：人参一两，白芍五钱（酒炒），黄芩三钱（酒炒黑），生地三钱（酒炒黑），益母草一钱，续断二钱，甘草一钱。

功用：补气摄血，泻火止漏。

主治：妊娠小便下血病名胎漏，即妊妇有胎不动腹不疼，而小便中时常有血流出者。

用法：水煎服。一剂而血止，二剂再不漏矣。

方解：傅山认为："此症乃气虚不能摄血而然也。治法宜补其气之不足，而泄其火之有余，则血不必止而自无不止矣。"方中人参大补气血，黄芩以泻阴火，白芍、生地黄敛阴益气，续断壮腰补肾，益母草养血安胎，全方意在补其气之不足而泻其火之有余，血自然归经而漏止胎安。（《傅青主女科·妊娠·妊娠小便下血病名胎漏四十六》）

9. 扶气止啼汤

组成：人参一两，黄芪一两（生用），麦冬一两（去心），当归五钱（酒洗），橘红五分，甘草一钱，花粉一钱。

功用：补气滋阴，养血安胎。

主治：妊娠子鸣，即妊妇怀胎至七八个月，忽然儿啼腹中，腰间隐隐作痛。

用法：水煎服。一剂而啼即止，二剂不啼。

方解：傅山认为："此症乃气虚而然也。治宜大补其气，使母之气与子气和合，则子之意安，而啼亦息矣。"此方重用人参、黄芪、麦冬各一两，补肺气，使肺气旺，则胞胎之气亦旺；甘草补中调和诸药；当归、天花粉补血润燥，胞胎之气旺则子鸣可止。（《傅青主女科·妊娠·妊娠子鸣四十七》）

10. 息焚安胎汤

组成：生地一两（酒炒），青蒿五钱，白术五钱（土炒），茯苓三钱，人参三钱，知母二钱，花粉二钱。

功用：泻火滋水，润燥安胎。

主治：妊娠腰腹疼，渴汗燥狂，即妇人怀妊有口渴汗出，大饮冷水，而烦躁发狂，腰腹疼痛，以致胎欲堕者。

用法：水煎服。一剂而狂少平，二剂而狂大定，三剂而火尽解，胎亦安矣。

方解：傅山认为："此症乃胃火炎炽，熬煎胞胎之水，以致胞胎之水涸，胎失所养，故动而不安耳。治法必须泄火滋水，使水气得旺，则火气自平，火平则汗、狂、躁、渴自除。"方中生地黄养阴；青蒿清热凉血；知母滋阴泄火；天花粉养阴生津；人参、茯苓、白术健脾以生血；全方泄火滋水，使水气旺，火气平，火息狂止而胎安。（《傅青主女科·妊娠·妊娠腰腹疼渴汗躁狂即子狂四十八》）

11. 消恶安胎汤

组成：当归一两（酒洗），白芍一两（酒洗），白术五钱（土炒），茯苓五钱，人参三钱，甘草一钱，陈皮五分，花粉三钱，苏叶一钱，沉香一钱（研末）。

功用：益气补血，健脾化痰。

主治：妊娠中恶，即妇人怀子在身，痰多吐涎，偶遇鬼神祟恶，忽然腹中疼痛，胎向上顶。

用法：水煎服。

方解：傅山认为："此症乃中恶而胎不安而然也。治法似宜以治痰为主，然治痰必至耗气，气虚而痰难消化，胎必动摇。必须补气以生血，补血以活痰，再加以清痰之品，则气血不亏，痰亦易化矣。"方中当归、白芍以养血安胎，白芍配甘草以缓急止痛，天花粉以滋阴清热，人参补气，白术、茯苓健脾化痰，陈皮、苏叶行气化痰，沉香以降气止逆。"此方大补气血，辅正邪自除之义也。"（《傅青主女科·妊娠·妊娠中恶四十九》）

12. 利气泄火汤

组成：人参三钱，白术一两（土炒），甘草一钱，熟地五钱（九蒸），当归三钱（酒洗），白芍五钱（酒炒），芡实三钱（炒），黄芩二钱（酒炒）。

功用：健脾补气，养血滋阴，降火安胎。

主治：妊娠多怒坠胎，即妇人有怀妊之后，性急怒多，肝火大动而不静，未至成形，或已成形，其胎必堕。

用法：水煎服。六十剂而胎不坠矣。

方解：傅山认为："此症乃性急怒多，肝火大动而不静之故。治法宜平其肝中之火，利其腰脐之气，便气生失血而血清其火，则庶几矣。"方中人参、甘草补气系胎；重用白术健脾并利腰脐之气；加黄芩于补气之中以泄火；芡实补任脉固胎；又有熟地、当归、白芍滋肝而壮水之主，则血不燥而气得和，怒气息而火自平。（《傅青主女科·妊娠·妊娠多怒堕胎五十》）

（七）治小产病方

1. 固气填精汤

组成：人参一两，黄芪一两（生用），白术五钱（土炒），大熟地一两（九蒸），当归五钱（酒洗），三七三钱（研末），荆芥穗二钱（炒黑）。

功用：固气填精，止血安胎。

主治：行房小产，即妊妇因行房癫狂致小产，血崩不止。

用法：水煎服。一剂而血止，二剂而身安，四剂则痊愈。

方解：傅山认为："此症乃气脱之故。火动是标，而气脱是本也。"本方以人参、黄芪为君，以补气摄血；熟地、当归为臣，以滋肾填精，补血活血；佐以三七、黑芥穗以止血塞流，活血祛瘀，白术健脾固气。"此方之妙，妙在不去清火，而惟补气补精，其奏功独神者，以诸药温润能除大热也。盖热是虚，故补气自能摄血，补精自能止血，意在本也。"(《傅青主女科·小产·行房小产五十一》)

2. 理气散瘀汤

组成：人参一两，黄芪一两（生用），当归五钱（酒洗），茯苓三钱，红花一钱，丹皮三钱，姜炭五钱。

功用：补气生血，活血止血。

主治：跌闪小产，即妊妇有跌扑闪挫，遂致小产，血流紫块，昏晕欲绝者。

用法：水煎服。一剂而流血止，二剂而昏晕除，三剂而全安矣。

方解：傅山认为："此症乃血室损伤而然也。故必补气以生血，新血生而瘀血自散矣。"此方用人参、黄芪以补气摄血。用当归、丹皮以养血祛瘀。用红花、黑姜以活血化瘀。用茯苓以利水，水利则血易归经也。(《傅青主女科·小产·跌闪小产五十二》)

3. 加减四物汤

组成：熟地（五钱，九蒸），白芍三钱（生用），当归一两（酒洗），川芎一钱，山栀子一钱（炒），山萸二钱（蒸，去核），山药三钱（炒），丹皮三钱（炒）。

功用：滋肾益阴，养血清热。

主治：大便干结小产，即妊妇有口渴烦躁，舌上生疮，两唇肿裂，大便干结，数日不得通，以致腹疼小产者。

用法：水煎服。四五剂而愈矣。

方解：傅山认为："此乃血热烁胎而然也。"治法宜清胞中之火，补肾中之精，则可已矣。"方中熟地滋肾养阴；当归、白芍养血敛阴；山茱萸滋肝肾之精而养冲任；山药兼补脾肾；丹皮、栀子清热凉血。(《傅青主女

科·小产·大便干结小产五十三》）

4. 黄芪补气汤

组成：黄芪二两（生用），肉桂五分（去粗皮，研），当归一两（酒洗）。

功用：大补气血，温阳散寒。

主治：畏寒腹痛小产，即妊妇有畏寒腹疼，因而堕胎者。

用法：水煎服。五剂愈矣。

方解：傅山认为："此症乃气虚不能摄胎而然也。"治法当急救气为主。此方重用黄芪二两，大补肺脾之气，补气以滋生血之源，配伍当归，养血和营，以阳生阴长，气旺血生，少量肉桂温肾散寒。气旺则火旺，气旺则胎牢。（《傅青主女科·小产·畏寒腹疼小产五十四》）

5. 引气归血汤

组成：白芍五钱（酒炒），当归五钱（酒洗），白术三钱（土炒），甘草一钱，黑芥穗三钱，丹皮三钱，姜炭五分，香附五分（酒炒），麦冬三钱（去心），郁金一钱（醋炒）。

功用：平肝降逆，引血归经。

主治：大怒小产，即妊妇有大怒之后，忽然腹疼吐血，因而堕胎；及堕胎之后，腹疼仍未止者。

用法：水煎服。

方解：傅山认为："此症乃血不归经而然。治法宜引肝之血，仍入于肝，而腹疼自已矣。然徒引肝之血而不平肝之气，则气逆而不易转，即血逆而不易归也。"方中当归、白芍养血柔肝平肝；丹皮清泻肝经血分郁火；香附、郁金疏肝解郁；麦冬入心经养阴润燥；黑芥穗引经归血；姜炭止血；白术健脾统血，甘草配白芍缓急止痛。诸药共奏平肝降逆止血之效。"此方名为引气，其实仍是引血也，引血亦所以引气，气归于肝之中，血亦归于肝之内，气血两归，而腹疼自止矣。"（《傅青主女科·小产·大怒小产

五十五》）

（八）治难产病方

1. 送子丹

组成：生黄芪一两，当归一两（酒洗），麦冬一两（去心），熟地五钱（九蒸），川芎三钱。

功用：补益气血。

主治：血虚难产，即妊娠有腹疼数日，不能生产。

用法：水煎服。二剂而生矣。

方解：傅山认为："此症乃血虚胶滞，胞中无血，儿难转身而然也。治法当气血兼补。使气血并旺，则气能推送，而血足以济之，是汪洋之中自不难转身也，又何有胶滞之患乎！""方中黄芪补气；当归、川芎养血活血；熟地、麦冬滋阴润胎。诸药合用，共奏养血益气，濡润胞胎之效。此补血补气之药也。二者相较，补血之味，多于补气之品。盖补气止用黄芪一味，其余无非补血之品，血旺气得所养，气生血得所依，胞胎润泽，自然易产；譬如舟遇水浅之处，虽大用人力，终难推行，忽逢春水泛滥，舟自跃跃欲行，再得顺风以送之，有不扬帆而迅行者乎！"（《傅青主女科·难产·血虚难产五十六》）

2. 降子汤

组成：当归一两，人参五钱，川芎五钱，红花一钱，川牛膝三钱，柞木枝一两。

功用：养血益气，佐以开骨。

主治：交骨不开难产，即妊妇有儿到产门，竟不能下。

用法：水煎服。一剂，儿门必响亮一声，交骨开解，而儿乃降生矣。

方解：傅山认为："此症乃气血亏则无以运润于儿门，而交骨粘滞不开而然也。故欲交骨之开，必须于补气补血之中，而加开骨之品，两相合治，自无不开之患，不必催生，而儿自迅下，母子俱无恙矣。""此方用人参以补气，芎、归以补血，红花以活血，牛膝以降下，柞木枝以开关解骨，君臣佐使同心协力，所以取效如神，在运开于补之中也。然单用柞木枝亦能开骨，但不补气与血，恐开而难合，未免有下部中风之患，不若此方之能开能合之为神妙也。至于儿未临门之时万不可先用柞木以开其门；然用降子汤亦正无妨，以其能补气血耳。若欲单用柞木，必须候到门而后可。"（《傅青主女科·难产·交骨不开难产五十七》）

3. 转天汤

组成：人参二两，当归二两（酒洗），川芎一两，川牛膝三钱，升麻四分，附子一分（制）。

功用：补气养血，转胎催生。

主治：脚手先下难产，即妊妇生产之际，有脚先下而儿不得下者，有手先下而儿不得下者。

用法：水煎服。一剂而儿转身矣，再二剂自然顺生。

方解：傅山认为："此症乃气血两虚之故。治法当大补气血，转胎催生。此方之妙，用人参以补气之亏；用芎归以补血之亏，人人皆知其义。若用升麻又用牛膝、附子，恐人未识其妙也。盖儿已身斜，非用提掣则头不易转，然转其身非用下行则身不易降。升麻、牛膝并用，而又用附子者，欲其无经不达，使气血迅速以催生也。"（《傅青主女科·难产·手脚现下难产五十八》）

4. 舒气散

组成：人参一两，当归一两（酒洗），川芎五钱，白芍五钱（酒炒），紫苏梗三钱，牛膝二钱，陈皮一钱，柴胡八分，葱白七寸。

功用：益气养血，舒肝降逆。

主治：气逆难产，即妇人有生产数日而胎不下者，服催生之药，皆不见效。

用法：水煎服。一剂而逆气转，儿即下矣。

方解：傅山认为："此症乃气逆不行而然也。治法但利其气，儿自转身而下矣。"方中人参益气，当归、川芎、白芍养血，气血足，则心气亦足，心气既足，而精神自定，神怯定，恐惧安，则气不逆上而转顺；方中更用柴胡、苏梗、陈皮疏肝理气；牛膝以助胎儿下行之力；用葱白辛温以通阳，有助于补气利气。此方利气而实补气。"盖气逆由于气虚，气虚易于恐惧，补其气而恐惧自定，恐惧定而气逆者将莫知其何以定也，何必开交骨之多事乎哉？"（《傅青主女科·难产·气逆难产五十九》）

5. 救母丹

组成：人参一两，当归二两（酒洗），川芎一两，益母草一两，赤石脂一钱，芥穗三钱（炒黑）。

功用：益气养血，化瘀下胎。

主治：子死产门难产，即妇人有生产三四日，儿已到产门，交骨不开，儿不得下，子死而母未亡者，服开骨之药不验，当有死亡之危。

用法：水煎服。一剂而死子下矣。

方解：傅山认为："此症乃子死而胞胎下坠，子母离开而然也。治但救其母，而不必顾其子矣。然死子在产门，塞其下口，有致母死之患，宜用推送之法，补血以生水，补气以生血，使气血两旺，死子可出而存母命也。此方用芎、归以补血，人参以补气，气旺血旺，则上能升而下能降，气能推而血能送。况益母草又善下死胎，石脂能下瘀血，自然一涌而出，无少阻滞矣。"（《傅青主女科·难产·子死产门难产六十》）

6. 疗儿散

组成：人参一两，当归二两（酒洗），川牛膝五钱，乳香二钱（去油），鬼臼三钱（研，水飞）。

功用：益气养血，化瘀下胎益母。

主治：子死腹中难产，即妇人有生产六七日，胞衣已破，而子不见下。

用法：水煎服。一剂死子下而母生矣。

方解：傅山认为："此症乃子已死于腹中也。必须仍补其母，使母之气血旺，而死子自下也。重用当归以大补其血；乳香活血化瘀；鬼臼、川牛膝引死胎下行；诸药共奏益气养血，化瘀下胎益母之效。所以难产之疾，断断不可用催生之药，只宜补气补血，以壮其母，而全活婴儿之命，正无穷也。此方救儿死之母，仍大补气血，所以救其本也，谁知救本即所以催生哉！"（《傅青主女科·难产·子死腹中难产六十一》）

（九）治正产病方

1. 送胞汤

组成：当归二两（酒洗），川芎五钱，益母草一两，乳香一两（不去油），没药一两（不去油），芥穗三钱（炒黑），麝香五分（研，另冲）。

功用：补益气血，活血化瘀，润胞下行。

主治：正产包衣不下，即产妇有儿已下地，而胞衣留滞于腹中，二、三日不下，心烦意躁，时欲昏晕。

用法：水煎服，立下。

方解：傅山认为："此症世人以为胞衣之蒂未断也，谁知是血少干枯，粘连于腹中乎。治法仍宜大补其气血，使生血以送胞衣，则胞衣自然润滑，润滑则易下，生气以助生血，则血生自然迅速，尤易催堕也。""此方以芎、归补其气血，以荆芥引血归经，用益母、乳香等药，逐瘀而下胞衣，新血既生，则旧血难存，气旺上升，而瘀浊自降，尚有留滞之苦哉！"（《傅青主女科·正产·正产包衣不下六十二》）

2. 补气解晕汤

组成：人参一两，生黄芪一两，当归一两（不酒洗），黑芥穗三钱，姜炭一钱。

功用：益气固脱，引血归经。

主治：正产气虚血晕，即妇人甫产儿后，忽然眼目昏花，呕恶欲吐，中心无主，或神魂外越，恍若天上行云。

用法：水煎服。一剂而晕止，二剂而心定，三剂而血生，四剂而血旺，再不晕矣。

方解：傅山认为："此症乃气虚欲脱而然也。治法必须大补气血，断不可单治血晕也。""此方乃解晕之圣药，用参、芪以补气，使气壮而生血也；用当归以补血，使血旺而养气也。气血两旺，而心自定矣。用荆芥炭引血归经，用姜炭以行瘀引阳，瘀血去而正血归，不必解晕而晕自解矣。一方之中，药止五味，而其奏功之奇而大如此，其神矣乎。"（《傅青主女科·正产·正产气虚血晕六十三》）

3. 安心汤

组成：当归二两，川芎一两，生地五钱（炒），丹皮五钱（炒），生蒲黄二钱，干荷叶一片（引）。

功用：补心养血逐瘀。

主治：正产败血攻心晕狂，即妇人有产后二三日，发热，恶露不行，败血攻心，狂言呼叫，甚欲奔走，拿提不定。

用法：水煎服。一剂而狂定，恶露亦下矣。

方解：傅山认为"此症乃血虚心不得养而然也。治法须大补心中之血，使各脏腑分取以自养，不得再扰乎心君，则心君泰然，而心包亦安矣。此方用芎、归以养血，何以又用生地、丹皮之凉血，似非产后所宜？不知恶露所以奔心，原因虚热相犯，于补中凉之，而凉不为害，况益之以荷叶，七窍相通，引邪外出，不惟内不害心，且佐蒲黄以分解乎恶露也。但只可暂用以定狂，不可多用以取咎也。"（《傅青主女科·正产·正产败血攻心晕

狂六十五》)

4. 补气升肠饮

组成：人参一两（去芦），生黄芪一两，当归一两（酒洗），白术五钱（土炒），川芎三钱（酒洗），升麻一分。

功用：补气升举。

主治：正产肠下。

用法：水煎服。一剂而肠升矣。

方解：傅山认为："此症乃气虚下陷而不能收而然也。盖气之下陷者，因气之虚也，但补其气，则气旺而肠自升举矣。"方中人参、黄芪、白术补气；当归、川芎养血活血，即可补血又可防瘀；少佐升麻以升提下陷之气。诸药共奏补气升提之功。此方纯于补气，全不去升肠，即如用升麻一分，亦不过引气而升耳。盖升麻之为用，少则气升，多则血升也，不可不知。（《傅青主女科·正产·正产肠下六十六》）

（十）治产后病方

1. 散结定疼汤

组成：当归一两（酒洗），川芎五钱（酒洗），丹皮二钱（炒），益母草三钱，黑芥穗二钱，乳香一钱（去油），山楂十粒（炒黑），桃仁七粒（泡去皮尖，炒，研）。

功用：补血活血，化瘀止痛。

主治：产后少腹疼，即妇人产后少腹疼痛，甚则结成一块，按之愈疼。

用法：水煎服。一剂而疼止而愈，不必再剂也。

方解：傅山认为："此症乃瘀血作祟而然也。治法当于补血之中，以行逐瘀之法，则气血不耗，而瘀亦尽消矣。"方中当归、川芎以补血活血；丹皮活血兼清瘀热；益母草、焦山楂活血祛瘀；黑芥穗疏肝解郁，活血散瘀之品加于补血药中，使气血不致耗散，而瘀而可尽散；乳香散瘀止痛。诸药合用，共奏补血活血，散瘀止痛之功。"此方逐瘀于补血之中，消块于生血之内，妙在不专攻疼病而疼病止。彼世人一见儿枕之疼，动用元胡、苏木、蒲黄、灵脂之类以化块，又何足论哉！"（《傅青主女科·产后·产后少腹痛》）

2. 肠宁汤

组成：当归一两（酒洗），熟地一两（九蒸），人参三钱，麦冬三钱（去心），阿胶三钱（蛤粉炒），山药三钱（炒），续断二钱，甘草一钱，肉桂二分（去粗，研）。

功用：补血益气，缓急止痛。

主治：产后少腹疼，即妇人产后少腹疼痛，按之即止。

用法：水煎服。一剂而疼轻，二剂而疼止，多服更宜。

方解：傅山认为："此症乃血虚而然也。大凡虚疼宜补，而产后之虚疼，尤宜补焉。惟是血虚之疼，必须用补血之药。"方中重用当归以养血滋阴；阿胶养血，麦冬以滋阴润燥；人参、山药、甘草健脾补气以滋气血生化之源；川断以补益肝肾；少佐肉桂以温通血脉，尚可祛寒止痛。诸药合用气血双补，养阴润燥，温经止痛。"此方补气补血之药也；然补气而无太郁之忧，补血而无太滞之患，气血既生，不必止疼而疼自止矣。"（《傅青主女科·产后·产后少腹疼痛六十七》）

3. 救脱活母汤

组成：人参二两，当归一两（酒洗），熟地一两（九蒸），枸杞子五钱，山萸五钱（蒸，去核），麦冬一两（去心）。

功用：大补气血，壮火益精。

主治：产后气喘，即妇人产后气喘，最是大危之症，苟不急治，立刻死亡。

用法：水煎服。

方解：傅山认为："此症乃气血两脱而然也。治法当救血必须补气也。此方用人参以接续元阳，然徒补其气而不补其血，则阳燥而狂，虽回生于一时，亦旋得旋失之道；即补血而不补其肝肾之精，则本原不固，阳气又安得而续乎！所以又用熟地、山萸、枸杞之类，以大补其肝肾之精，而后大益其肺气，则肺气健旺，升提有力矣。特虑新产之后，用补阴之药，腻滞不行，又加肉桂以补命门之火，使火气有根，助人参以生气，且能运化地黄之类，以化精生血。若过于助阳，万一血随阳动瘀而上行，亦非保全之策，更加荆芥以引血归经，则肺气安而喘速定，治几其神乎。"(《傅青主女科·产后·产后气喘六十八》)

4. 十全大补汤

组成：人参三钱，白术三钱（土炒），茯苓三钱（去皮），甘草一钱（炙），川芎一钱（酒洗），当归三钱（酒洗），熟地五钱（九蒸），白芍二钱（炒），黄芪一两（生用），肉桂一两（去粗，研）。

功用：补益气血，温阳散寒。

主治：产后恶寒身颤，即妇人产后恶寒恶心，身体颤，发热作渴。

用法：水煎服。一剂而诸病悉愈。

方解：傅山认为："此症乃气血两虚，正不敌邪而然也。法当治其内寒，而外寒自散；治其内弱，而外热自解；壮其元阳，而身颤自除。"方由八珍汤加黄芪、肉桂组成，八珍汤、黄芪补益气血；肉桂温阳散寒。"此方但补气与血之虚，而不去散风与邪之实，正以正足而邪自除也，况原无邪气乎！所以奏功之捷也。"(《傅青主女科·产后·产后恶寒身颤六十九》)

5. 温肾止呕汤

组成：熟地五钱（九蒸），巴戟一两（盐水浸），人参三钱，白术一两（土炒），山萸五钱（蒸，去核），炮姜一钱，茯苓二钱（去皮），橘红五分（姜汁洗），白蔻一粒（研）。

功用：温肾止呕。

主治：产后恶心呕吐，即妇人产后恶心欲吐，时而作吐。

用法：水煎服。一剂而呕吐止，二剂而不再发，四剂而全愈矣。

方解：傅山认为："此症乃肾气之寒而然也。治法宜补其肾中之火，然火无水济，则火在水上，未必不成火动阴虚之症，必须于水中补火，肾中温胃，而后肾无太热之患，胃有既济之欢也。"（《傅青主女科·产后·产后恶心呕吐七十》）

方中熟地、山萸以滋肾阴，佐以巴戟助肾阳，人参、白术、茯苓、炮姜益气，肾之阴阳平衡，而没有虚热产生，肾中命火旺盛自可上温于胃，胃得阳气温煦而能收纳，再予橘红、白蔻等药达到和胃降逆止呕之功。此方补肾之药，多于治胃之品，然而治肾仍是治胃也。所以肾气升腾，而胃寒自解，不必用大热之剂，温胃而祛寒也。

6. 救败求生汤

组成：人参二两，当归二两（酒洗），白术二两（土炒），九蒸熟地一两，山萸五钱（蒸），山药五钱（炒），枣仁五钱（生用），附子一分或一钱（自制）。

功用：益肾养心，大补气血。

主治：产后血崩，即少妇产后半月，血崩昏晕，目见鬼神。

用法：水煎服。一剂而神定，二剂而晕止，三剂而血亦止矣。倘一服见效，连服三四剂，减去一半，再服十剂，可庆更生。

方解：傅山认为："此症乃少妇产后半月，气血刚开始恢复时，不知道谨慎调养，不节房事，导致产后出血如崩，头昏眼花而晕，是为心肾两脏俱受损。肾失封藏，冲任不固则精血妄走而出现血崩。"（《傅青主女科·产后·产后血崩七十一》）故方用熟地、山萸、附子以滋补肾之阴阳；心失血养，神不内守而出现神识不清之神脱，故重用人参、白术、当归、山药、枣仁等以益气养血，补养心神，回阳救脱。

7. 完胞饮

组成：人参一两，白术十两（土炒），茯苓三钱（去皮），生黄芪五钱，当归一两（酒炒），川芎五钱，白芨末一钱，红花一钱，益母草三钱，桃仁十粒（泡炒，研）。

功用：益气养血。

主治：产后手伤胞胎淋漓不止，即妇人有生产之时，被稳婆手入产门，损伤胞胎，因而淋漓不止，欲少忍须臾而不能。

用法：用羊胞一个，先煎汤，后煎药，饥服十剂痊愈。

方解：妇人产后气血本虚，加之接生人员助产手法操作过失，使膀胱受损，气血更虚。是以重用白术、人参、生黄芪、当归、川芎等益气养血，修复生肌，同时佐以桃仁、红花、益母草等养血活血，祛瘀生新，取瘀血不除，新血不生之理。诸药合用，大补气血，气血化生充足以使损伤部位再生修复。

8. 转气汤

组成：人参三钱，茯苓三钱（去皮），白术三钱（土炒），当归五钱（酒洗），白芍五钱（酒炒），熟地一两（九蒸），山萸三钱（蒸），山药五钱（炒），芡实三钱（炒），柴胡五分，故纸一钱（盐水炒）。

功用：滋补肝肾，益气养血。

主治：产后四肢浮肿，即妇人产后四肢浮肿，寒热往来，气喘咳嗽，胸膈不利，口吐酸水，两胁疼痛。

用法：水煎服。

方解：傅山认为："此症乃肝肾两虚，阴不得出之阳而然也。治法宜补血以养肝，补精以生血，精血足而气自顺，而寒热咳嗽浮肿之病悉退矣。"（《傅青主女科·产后·产后四肢浮肿七十三》）

方中重用熟地、山萸、故纸、芡实、山药等滋肾填精之品，加以当归、柴胡、白芍养血柔肝，补其虚，治其本，佐以人参、白术、茯苓以健脾利湿治其标，诸药合用，肾精得充，肝得血养则气机调顺，寒热、咳嗽、浮肿等诸证自除。"此方皆是补血补精之品，何以名为转气汤耶？不知气逆由于气虚，乃是肝肾之气虚也。补肝肾之精血，即所以补肝肾之气也。盖虚则逆，旺则顺，是补即转也；气转而各症尽愈，阴出之阳，则阴阳无干格之虞矣。"

9. 两收汤

组成：人参一两，白术二两（土炒），川芎三钱（酒洗），九蒸熟地二两，山药一两（炒），山萸四钱（蒸），芡实五钱（炒），扁豆五钱（炒），巴戟三钱（盐水浸），杜仲五钱（炒黑），白果十枚（捣碎）。

功用：益气养血，滋补任督及带脉。

主治：产后肉线出，即妇人有产后水道中出肉线一条，长二、三尺，动之则疼痛欲绝者。

用法：水煎服。一剂而收半，二剂而全收矣。

方解：傅山认为："此症乃带脉之虚脱而然也。妇人产后失血过多，无血来滋养任督二脉，使阴阳脉气虚损，以致带脉失约而下陷，难以升举维系，故而随小便排时而下脱出来，故腰脐处疼痛难忍。"（《傅青主女科·产后·产后肉线出七十四》）本方重用白术、人参等补中益气以升举带脉，熟地、杜仲、当归等滋补任督二脉，以益气养血升陷举脱。此方补任督而仍补腰脐者，盖以任督连于腰脐也。补任督而不补腰脐，则任督无助，而带脉何以升举？惟两补之，则任督得腰脐之助，带脉亦得任督之力而收矣。

10. 收膜汤

组成：生黄芪一两，人参五钱，白术五钱（土炒），当归三钱（酒洗），升麻一钱，白芍五钱（酒炒焦）。

功用：益气养血升提。

主治：产后肝痿，即妇人产后阴户中垂下一物，其形如帕，或有角、或二岐。

用法：水煎服。一剂即收矣。

方解：傅山认为："此症乃肝痿之故。治法宜大补其气与血，而少回升提之品，则肝气旺而易生，肝血旺而易养，肝得生养之力，而脂膜自收。"（《傅青主女科·产后·产后肝萎七十五》）本方重用生黄芪、人参、当归等大补其气血，又少加一些升提之药升麻，气旺则使肝气发挥正常功能，血旺则使肝得血养而更能藏血，肝得到正常的生养物质基础，脂膜自收而不再脱出。

11. 通乳丹

组成：人参一两，生黄芪一两，当归二两（酒洗），麦冬五钱（去心），木通三分，桔梗三分，七孔猪蹄两个（去爪壳）。

功用：益气补血化乳。

主治：产后气血两虚乳汁不下，即妇人产后绝无点滴之乳。

用法：水煎服。二剂而乳如泉涌矣。

方解：傅山认为："此症乃气与血之两涸使然。治法宜补气以生血，而乳汁自下，不必利窍以通乳也。"（《傅青主女科·产后·产后气血两虚乳汁不下七十六》）本方重用补气之品人参、生黄芪等以使血生成，而血化为乳，同时佐以木通等通乳之品，使乳汁得以通下。此方专补气血以生乳汁，正以乳生于气血也。产后气血涸而无乳，非乳管之闭而无乳者可比。不去通乳而名通乳丹，亦因服之乳通而名之；今不通乳而乳生，即名生乳丹亦可。

12. 通肝生乳汤

组成：白芍五钱（醋炒），当归五钱（酒洗），白术五钱（土炒），熟地三分，甘草三分，麦冬五钱（去心），通草一钱，柴胡一钱，远志一钱。

功用：舒肝解郁，理气通乳。

主治：产后郁结乳汁不通，即少壮之妇，于生产之后，或闻嫌谇，遂致两乳胀满疼痛，乳汁不通。

用法：水煎服。一剂即通，不必再服也。

方解：傅山认为："此症乃肝气之郁结使然。治法宜大舒其肝木之气，而阳明之气血自通，而乳亦通矣，不必专去通乳也。"（《傅青主女科·产后·产后郁结乳汁不通七十七》）本方重用白芍以滋润肝脾，柴胡以舒肝解郁，当归以养血活血，且通任冲二脉，白术健脾而利腰脐之气，茯苓以健脾渗湿，能宣脾气之困，熟地、麦冬以滋阴填精生血化乳，佐以通草疏通乳络，远志安神益智。诸药合用，具有解肝脾郁结之功效，故腰脐之气自利，任带通达，乳络得通。

13. 加味芎归汤

组成：小川芎一两，当归一两，败龟板一个（酒炙），妇人发灰一握（需用生过男女者，为末）。

功用：养血活血。

主治：难产者，交骨不开，不能生产。

用法：水一盅，煎七分服。良久即下。

方解：妇人难产，交骨不开，血脉闭塞不通。故以川芎、当归、发灰等养血活血，佐以龟板填精生血，使血脉得畅，辅助妇人顺利生产。

14. 滑胎散

组成：当归三五钱，川芎五七钱，杜仲二钱，熟地三钱，枳壳七分，山药二钱。

功用：益气养血固肾。

主治：未产气血虚者。

用法：水二盅，煎八分，食前温服。临月常服数剂，以便易生。

方解：本方用于未产之前，当归以养血活血，且通任冲二脉，川芎为血中气药，佐以枳壳，行气活血，使血脉畅通，杜仲、熟地滋阴固肾，使其肾气充足，山药益气养阴，调和脾胃。诸药合用，使孕妇临月血旺气充，胎儿、胎位正常，至临产时能顺利自然娩出。

15. 生化汤

组成：当归八钱，川芎三钱，桃仁十四粒（去皮，研），黑姜五分，炙草五分。

功用：温养活血。

主治：产后血块。

用法：用黄酒、童便煎服。

方解：当归以养血活血，且通任冲二脉，川芎行气活血，桃仁活血化瘀，黑姜温养活血，诸药合用，使瘀血得除，又不致通利太过。

16. 加味生化汤 1

组成：川芎一钱，当归三钱，肉姜四分，桃仁十五粒，三棱六分（醋炒），元胡六分，肉桂六分，炙草四分。

功用：活血化瘀，温中健脾止痛。

主治：血块日久不消，即凡儿生下，或停血不下，半月外尚痛，或外加肿毒，高寸许，或身热，减饮食，倦甚者。

用法：水煎服。产后半月后方可用之。

方解：当归以养血活血，且通任冲二脉，川芎行气活血，桃仁活血化瘀，肉姜温养活血，取生化汤温养活血之功，加之三棱、元胡、肉桂等活血消肿止痛，温健脾胃，诸药合用，使肿毒腹痛得治。

17. 加味生化汤 2

组成：川芎三钱，当归六钱，黑姜四分，桃仁十粒，荆芥四分（炒黑），炙草五分，大枣。

功用：活血化瘀，祛风通窍醒神。

主治：产后血晕见牙关紧闭者。（产后三等血晕症）

用法：水煎服。挖开口，将鹅毛探喉，酒盏盛而灌之。

方解：当归以养血活血，且通任冲二脉，川芎行气活血，桃仁活血化瘀，肉姜温养活血，取生化汤温养活血之功，加之荆芥祛风开窍，治疗产后血晕实证，诸药合用，活血化瘀，祛风通窍醒神。

18. 加参生化汤

组成：人参三钱（有倍加至五钱者，厥证及气短似喘中用二钱），川芎二钱，当归五钱，炙草四分，桃仁十粒（去皮尖，研），炮姜四分，大枣。

功用：温养活血，补气固脱，回阳复神。

主治：产后形色脱晕，或汗多脱晕。

用法：水煎服。频频灌之。

方解：当归以养血活血，且通任冲二脉，川芎行气活血，桃仁活血化瘀，黑姜温养活血，加人参以补气固脱，回阳复神。

19. 滋荣益气复神汤 1

组成：人参三钱，黄芪一钱（蜜炙），白术一钱（土炒），当归三钱，炙草四分，陈皮四分，五味子十粒，川芎一钱，熟地一钱，麦芽一钱，枣一枚。

功用：温养活血，益气，回阳复神，止厥。

主治：产后发厥，问块痛已除者。

用法：水煎服。

方解：当归以养血活血，且通任冲二脉，川芎行气活血，取生化汤温养活血，加人参、黄芪、白术等益气健中，回阳复神止厥。

20. 生血止崩汤

组成：川芎一钱，当归四钱，黑姜四分，炙草五分，桃仁十粒，荆芥五分（炒黑），乌梅五分（煅灰），蒲黄五分（炒），枣。

功用：活血祛瘀，散结止崩。

主治：产后血崩，即产后瘀血阻滞、恶露量多、色紫有块、小腹疼痛。

用法：水煎服。

方解：当归以养血活血，且通任冲二脉，川芎行气活血，桃仁活血化瘀，黑姜温养活血，取生化汤活血祛瘀之功，加荆芥、乌梅、蒲黄祛瘀散结止痛，诸药合用，所谓瘀血不去新血不生，瘀滞之恶露排出，结块自消，疼痛自止。

21. 升举大补汤

组成：黄芪四分，白术四分，陈皮四分，人参二钱，炙草四分，升麻四分，当归二钱，熟地二钱，麦冬一钱，川芎一钱，白芷四分，黄连三分（炒），荆芥穗四分（炒黑）。

功用：滋荣益气，摄血止崩。

主治：产后劳倦伤脾，或体虚气弱及老年身虚的血崩。

用法：水煎服。

方解：本方以补中益气汤为主补中益气，升阳举陷，健脾止崩，加熟地、麦冬、川芎、白芷、荆芥穗等滋阴生血，养血填精，少佐黄连以防滋补太过生火，诸药合用共奏益气滋荣、摄血止崩之功。

22. 补气养荣汤

组成：黄芪一钱，白术一钱，当归四钱，人参三钱，陈皮四分，炙草四分，熟地二钱，川芎二钱，黑姜四分。

功用：益气补血，温经祛瘀。

主治：产后气短促，血块不痛。

用法：水煎服。

方解：本方黄芪、人参大补元气，寓意补气生血，重用当归大剂量养血活血，陈皮、白术、炙甘草三药共奏益气健脾之功，补后天脾土而使气血生化有源。熟地滋阴填精养血，精血同源，滋阴故而养血。川芎上行头目，下调经水，中开郁结，为血中气药，气善走窜而无阴凝粘滞之态，虽入血分，又能去一切风、调一切气。黑姜温经暖宫力强，诸药合用，共奏益气补血、温经祛瘀之功，气机通调，血块得消。

23. 安神生化汤

组成：川芎一钱，柏子仁一钱，人参一二钱，当归二三钱，茯神二钱，桃仁十二粒，黑姜四分，炙草四分，益智八分（炒），陈皮三分。

功用：补气养血，安神定志。

主治：产后块痛未止，妄言妄见。

用法：水煎服。

方解：本方用人参大补元气，当归养血活血，气血足则神自安。川芎理气活血，桃仁活血化瘀，则瘀血去而新血得生。柏子仁滋阴安神，茯神益气化湿安神，两药合用安神定志则言不妄发。益智仁温中益气，黑姜温经暖宫，除产妇素体之虚寒。陈皮理气健脾，甘草调和诸药，是方共奏补气养血、安神定志之功。

24. 滋荣益气复神汤 2

组成：黄芪一钱，白术一钱，麦冬一钱，川芎一钱，柏子仁一钱，茯神一钱，益智一钱，陈皮三分，人参二钱，熟地二钱，炙草四分，五味子十粒，枣仁一钱，莲子八枚，元肉八个，枣十粒。

功用：温养活血，益气健中，养心安神。

主治：块痛已止，妄言妄见者。

用法：水煎服。

方解：当归以养血活血，且通任冲二脉，川芎行气活血，取生化汤温养活血，加人参、黄芪、白术等益气健中，柏子仁、益智、莲子、枣仁等养心安神，诸药合用，有温养活血、益气健中、养心安神之功。

25. 健脾消食生化汤

组成：川芎一钱，人参二钱，当归二钱，白术一钱半，炙草五分。

功用：益气养血，健脾消食。

主治：产后伤食，血块已除。

用法：水煎服。

方解：本方用于产妇伤食，血块已除者。重用人参、当归益气养血活血，使产妇元气得复。白术健脾益气消食，配伍人参、甘草健脾助胃，使积滞渐消。川芎为血中之气药，上达头目，中开郁结，下调经水，一身之气通调则伤食可愈。全方共奏益气养血、健脾消食之功。

26. 木香生化汤

组成：川芎二钱，当归六钱，姜炭四分，木香二分（临服磨），陈皮二分。

功用：理气养血散结。

主治：治产后血块已除，因受气者。

用法：水煎服。

方解：方中重用当归六钱，养血活血，以补产后之失血不足。川芎为血中之气药，上行头目，中开郁结，下调经水，通调一身之气血。木香临服磨二分入方中，辛香走窜，专治产妇之忿怒气逆，胸膈不舒，病因得除而病症自消。姜炭温经暖宫，为产后之要药。陈皮理气健脾，诸药合用，忿怒可消，诸症自愈。

27. 健脾化食散气汤

组成：白术二钱，当归三钱，川芎一钱，姜炭四分，炙草四分，人参二钱，陈皮三分。

功用：益气养血，理气消食。

主治：治产后受气伤食，无块痛者。

用法：水煎服。

方解：方中当归养血活血，白术益气健脾，人参大补元气，三药合用以补产后之失血不足。川芎为血中之气药，上行头目，中开郁结，下调经水，通调一身之气血。姜炭温经暖宫，为产后之要药。陈皮理气健脾，本方为治产后忿怒气逆及停食二症并见者，而全方未见散气消导之药，意在补气血为主，佐以顺气调气，则怒郁散而元不损，则忿怒可消，诸症自愈。

28. 滋荣养气扶正汤

组成：人参二钱，熟地二钱，炙黄芪一钱，白术一钱，川芎一钱，麦冬一钱，麻黄根一钱，当归三钱，陈皮四分，炙甘草五分。

功用：滋荣益气，以退寒热。

主治：治产后寒热有汗，午后应期发者。

用法：水煎服。

方解：方中人参大补元气，黄芪功善益气固表，白术益气健脾，三药合用则气足以固卫止汗。熟地滋阴填精力强，麦冬补肾滋阴，两药合用阴液足以化生精血。当归活血养血，为产后之要药，配伍川芎善行血中之气，通调一身之气血。麻黄根专为固表敛汗，陈皮理气健脾，炙甘草调和诸药。本方为治产后寒热往来之类疟症，不可做疟疾而治以和解截疟之法，其治法必当滋荣益气以退寒热，方用滋荣养气扶正汤。

29. 加减养胃汤

组成：炙甘草四分，白茯苓一钱，半夏八分（制），川芎一钱，陈皮四分，当归二钱，苍术一钱，藿香四分，人参一钱，生姜一片。

功用：健脾养胃，以退寒热。

主治：治产后寒热往来，头痛无汗类疟者。

用法：水煎服。

方解：方中人参、苍术、炙甘草、白茯苓性甘温，能益气清热，健脾养胃，其中人参扶脾养胃，苍术健脾燥湿，甘草和中，与白茯苓相配以增强健脾益气之功。半夏合陈皮燥湿化痰，消痞散结而健脾益胃。当归活血养血，为产后之要药，配伍川芎善行血中之气，通调一身之气血。藿香功能芳香化湿，发散表邪，可用于外感风寒兼内伤湿滞之症，加用生姜一片以暖胃驱寒。本方为治产后寒热往来之类疟症，切不可用疟疾方药治之，其治法必当健脾养胃以退寒热，方用加减养胃汤。

30. 参术膏

组成：白术一斤，米泔浸一宿（锉焙），人参一两，用水六碗，煎二碗，再煎二次，共计六碗，合在一处，将药汁又熬成一碗，空心米汤化半酒盏。

功用：益气健脾。

主治：治产后寒热往来，头痛无汗类疟病久不愈者。

用法：水煎服。

方解：方中重用白术，《本草经疏》曰：术，其气芳烈，其味甘浓，其性纯阳，为除风痹之上药，安脾胃之神品，配伍人参大补元气，米汤本为高粱之品，健脾和胃，诸药共奏益气健脾之功。

31. 加味生化汤 3

组成：川芎一钱，当归三钱，黑姜四分，羌活四分，防风一钱，炙草四分。

功用：温养活血，祛风解表。

主治：产后三日内外感头痛发热症。

用法：水煎服。

方解：当归以养血活血，且通任冲二脉，川芎行气活血，黑姜温养活血，取生化汤温养活血之功，加羌活、防风以祛风解表，诸药合用，专用于产后外感。

32. 养正通幽汤

组成：川芎二钱半，当归六钱，炙草五分，桃仁十五粒，苁蓉一钱（酒洗去甲），麻仁二钱（炒）。

功用：益气养血，润肠通便。

主治：产后大便秘结。

用法：水煎服。

方解：妇人产后耗气伤血，脾运稽迟，肠腑燥涸，而发便秘，为虚证，当补而润之，不可妄用攻伐之品。方中重用当归，归肝、心、脾和大肠经，功善补血活血，润肠通便。川芎辛温香燥，走而不守，入血分，下行可达血海，配伍桃仁活血祛瘀，则瘀滞得通，麻仁合肉苁蓉润肠通便兼扶助正气。诸药合用，共奏益气养血、润肠通便之功，为治产后大便秘结之良方。

33. 滋荣活络汤

组成：川芎一钱半，当归二钱，熟地二钱，人参二钱，黄芪一钱，茯神一钱，天麻一钱，炙草四分，陈皮四分，荆芥穗四分，防风四分，羌活四分，黄连八分（姜汁炒）。

功用：益气滋阴，活血通络。

主治：治产后血少、口噤、项强、筋搐类风症。

用法：水煎服。

方解：妇人产后耗气伤血，四肢百骸不得濡养，为虚证，当补而通之，不可妄用治风消痰之品。方中重用人参、黄芪大补元气，当归养血活血，川芎走窜，行气活血，活血祛瘀而通络。天麻、防风、羌活、荆芥穗四药皆为祛风通络之用，专治筋急项强之症。熟地滋阴养血，茯神健脾渗湿，陈皮理气健脾。佐黄连以清痰火，甘草调和诸药。全方共奏益气滋阴，活血通络之功。

34. 天麻丸

组成：天麻一钱，防风一钱，川芎七分，羌活七分，人参一钱，远志一钱，柏子仁一钱，山药一钱，麦冬一钱，枣仁一钱，细辛一钱，南星曲八分，石菖蒲一钱。

功用：益气滋阴，化痰通络。

主治：治产后中风，恍惚、语涩、四肢不利。

用法：炼蜜为丸，辰砂为衣，清汤下六七十丸。

方解：妇人产后气血暴虚，髓海空虚，四肢百骸不得濡养，脾失健运，聚湿为痰，阻于经络，故发恍惚、语涩、四肢不利等类中风症候。治宜益气滋阴，化痰通络。方中用天麻、防风、羌活为祛风通络之用，专治筋急、四肢不利之症。川芎走窜，行气活血，活血祛瘀而通络。南星合石菖蒲不但有开窍醒神之功，且兼具化湿、豁痰、辟秽之效，故擅治中风痰迷、舌强不能语。人参益气健脾，山药健脾养阴，麦冬滋阴生津，三药共奏益气养阴之功，以补产后气阴之不足。远志、柏子仁、枣仁滋阴安神。全方共奏益气滋阴，活血通络之功。

35. 麻黄根汤

组成：人参二钱，当归二钱，黄芪一钱半（炙），白术一两（炒），桂枝五分，麻黄根一钱，粉草五分（炒），牡蛎少许（研），浮麦一大撮。

功用：益气健脾，固脱敛汗。

主治：治产后虚汗不止。

用法：水煎服。

方解：妇人产后本气血暴虚，又虚汗不止，应速行健脾益气，固脱敛汗之法而止汗。方中用人参、黄芪大补元气，而使阴液有所依附，白术益气健脾，而敛水液之精归脾。麻黄根、牡蛎、浮小麦合用收敛固涩使汗液不得外泄。桂枝温经助阳，调和营卫，使肌腠致密而汗无可泄。甘草调和诸药。全方共奏益气健脾，固脱敛汗之功则汗液自止。

36. 止汗散

组成：人参二钱，当归二钱，熟地一钱半，麻黄根五分，黄连五分（酒炒），浮小麦一大撮，枣一枚。

功用：益气滋阴敛汗。

主治：治产后盗汗。

用法：水煎服。

方解：产妇素体气血亏虚，又盗汗，则阴液益虚，应速行益气滋阴敛汗之法而止汗。方中用人参大补元气，而使阴液有所依附，熟地滋阴填精，当归养血活血，使恶血去而新血生，则气血通调。麻黄根、浮小麦合用收敛固涩使汗液不得外泄。大枣性温味甘，为益气补血之佳品。佐以黄连清心火，退虚热。诸药合用共奏益气滋阴敛汗之功则汗液自止。

37. 生津止渴益水饮

组成：人参三钱，麦冬三钱，当归三钱，生地三钱，黄芪一钱，葛根一钱，升麻四分，炙草四分，茯苓八分，五味子十五粒。

功用：补肺健脾，益气升阳。

主治：治产后口渴兼小便不利。

用法：水煎服。

方解：妇人产后气血亏虚，生化之气不运，渗泄之令不行，故而上无津液而有嗌干燥渴之症，下气不升，而有小便不利之候。其治不宜清热利水，当补肺健脾，益气升阳，而用生津止渴益水饮，方中用人参、黄芪补脾肺之气，当归配伍生地滋阴养血，气阴双补而无水亏之虞。茯苓健脾渗湿利水而通利小便，麦冬、五味子、葛根皆可生津止渴，甘草调和诸药。

全方共奏补肺健脾，益气升阳之功，则气化流行，阳升阴降而口渴及小便不利之症自除。

38. 茅根汤

组成：石膏一两，白茅根一两，瞿麦五钱，白茯苓五钱，葵子一钱，人参一钱，桃胶一钱，滑石一钱，石首鱼头四个。

功用：益气通淋。

主治：产后冷热淋并治之。

用法：灯心水煎，入齿末，空心服。

方解：产妇气血亏虚，热客膀胱，虚则小便数，热则小便涩痛。治宜益气通淋为法。方中重用茅根清热解毒通淋，石膏清热除烦止渴，瞿麦、葵子、桃胶、滑石、石首鱼头五药皆为清热利湿通淋之品。人参、茯苓益气健脾，此二药为本方之要，于大队清热利湿之品中加入益气健脾之品意在顾护产妇气血亏虚、不胜攻伐之体，实为益气通淋之良方。

39. 加减生化汤

组成：川芎二钱，茯苓二钱，当归四钱，黑姜五分，炙草五分，桃仁十粒，莲子八枚。

功用：活血化瘀，温经止泻。

主治：治产后块未消，患泻症。

用法：水煎服。

方解：妇人产后多虚、多瘀，若恶露未净适患泄泻，切勿一味收涩止泻而患留瘀之弊，宜活血化瘀使恶血去而新血生，温经健脾而止泻。方中重用当归养血活血，化瘀生新，温经散寒，川芎为血中之气药，活血行气，桃仁活血祛瘀，炮姜入血分散寒。茯苓益气健脾，利湿止泻，莲子性收涩，可健脾养胃，止泻固精，为治体虚泄泻之良药。全方寓补于收，则恶血得去，泄泻可除。

40. 健脾利水生化汤

组成：川芎一钱，茯苓一钱半，归身二钱，黑姜四分，陈皮五分，炙草五分，人参三钱，肉果一个（制），白术一钱（土炒），泽泻八分。

功用：健脾利水，益气止泻。

主治：治产后块已除，患泻症。

用法：水煎服。

方解：妇人产后多虚、多瘀，适时患泻，若恶露已净，无收涩留瘀之弊，当顾护产妇气血亏虚之体，不可一味收涩止泻，当寓补于收，健脾利水，益气止泻。方含人参、白术、茯苓、甘草，取四君子汤之意在益气健脾，通利水道而止泻。归身功善养血活血，川芎为血中之气药，行气活血，黑姜入血分，温经暖宫，陈皮理气健脾，泽泻健脾利湿，利小便以实大便。方中唯有肉豆蔻一味为温中涩肠之品而止泻，本方意在健脾利水，利小便而实大便，以补为收，妙哉。

41. 参苓生化汤

组成：川芎一钱，当归二钱，黑姜四分，炙草五分，人参二钱，茯苓一钱，白芍一钱，益智一钱（炒），白术二钱（土炒），肉果一个（制）。

功用：温养活血，健脾止泻。

主治：产后三日内块已消，谷不化，胎前素弱患此症者。

用法：水煎服。

方解：当归以养血活血，且通任冲二脉，川芎行气活血，桃仁活血化瘀，黑姜温养活血，取生化汤温养活血之功，加人参、益智、茯苓健脾止泻，诸药合用，专用于产后血块已消完谷不化者。

42. 青血丸

组成：木香一两半，黄连一两半，莲肉粉一两半。

功用：清热利湿，醒脾开胃止痢。

主治：痢疾见饮食不进或呕不能食之噤口痢。

用法：为末和匀为丸，酒送下四钱。

方解：木香、黄连清热利湿，消积化滞除痢，佐以莲肉清心醒脾，开胃止泻，诸药合用，开胃止痢，主治噤口痢。

43. 生化六和汤

组成：川芎二钱，当归四钱，黑姜四分，炙草四分，陈皮四分，藿香四分，砂仁六分，茯苓一钱，姜三片。

功用：温养活血，健脾化浊。

主治：产后血块疼痛未消，患霍乱。

用法：水煎服。

方解：川芎、当归、黑姜、炙草温养活血，化瘀消结取生化汤之义，加以藿香、砂仁芳香行气化浊，佐以陈皮、茯苓、姜健脾和胃止泻，诸药合用，温养活血，健脾化浊，以祛产后仍有瘀血未除而感霍乱之邪。

44. 附子散

组成：白术一钱，当归二钱，陈皮四分，黑姜四分，丁香四分，甘草四分。

功用：活血化瘀，温中健脾。

主治：产后霍乱吐泻，脾胃虚寒，手足逆冷。须无块痛。

用法：共为末，粥饮送下二钱，水煎服。

方解：当归、黑姜、炙草温养活血，化瘀消结取生化汤之义，丁香温中健胃，白术、陈皮，益气健脾，诸药合用，活血化瘀，温中健脾，以祛产后瘀血已除而感霍乱之邪。

45. 温中汤

组成：人参一钱，白术一钱半，当归二钱，厚朴八分，黑姜四分，茯苓一钱，黑豆蔻六分，姜三片。

功用：温养和血，温中健脾。

主治：产后霍乱吐泻不止，无块痛者。

用法：水煎服。

方解：当归、黑姜温养活血，取生化汤之义，人参、白术益气健脾，黑豆蔻、厚朴理气宽中，除胀，生姜和胃止呕，诸药合用，活血化瘀，温中健脾，以祛产后瘀血已除而感霍乱之邪。

46. 温胃丁香散

组成：当归三钱，白术两钱，黑姜四分，丁香四分，人参一钱，陈皮五分，炙草五分，前胡五分，藿香五分，姜三片。

功用：温养和血，健脾益胃止呕。

主治：产后七日外呕逆不食。

用法：水煎服。

方解：当归、黑姜温养活血，取生化汤之义，人参、白术益气健脾，藿香芳香化浊，前胡降气化痰，丁香温中健胃，生姜和胃止呕，诸药合用，共奏温养和血，健脾益胃止呕之功。

47. 石莲散

组成：石莲子一两半（去壳，去心），白茯苓一两，丁香五分。

功用：温中健脾，开胃进食。

主治：产妇呕吐心冲目眩。

用法：共为细末，米汤送下。

方解：石莲子清湿热，开胃进食，丁香温中健胃，白茯苓利水渗湿安神，诸药合用，温中健脾，开胃进食，共治产后胃寒咳逆，呕吐不食，腹胀之症。

48. 生津益液汤

组成：人参一两，麦冬一两（去心），茯苓一两，大枣，竹叶，浮小麦，炙草，栝蒌根。

功用：益气生津，敛汗止呕。

主治：产妇产后虚弱，气阴两亏致呕吐频作，口渴汗多，心烦气短，呕逆不食。

用法：水煎服。

方解：人参、茯苓益气健脾，佐以浮小麦益气固表敛汗，麦冬益气养阴，竹叶、栝蒌根清热润燥生津，诸药合用，气阴得养，胃气得降。

49. 加味生化汤 4

组成：川芎一钱，益智一钱，茯苓一钱半，当归四钱，黑姜四分，桃仁十粒，炙草四分。

功用：温养活血，温运脾胃。

主治：产后三日内完谷不化，块未消者。

用法：水煎服。

方解：当归以养血活血，且通任冲二脉，川芎行气活血，桃仁活血化瘀，黑姜温养活血，取生化汤温养活血之功，加益智、茯苓温运脾气止泻，诸药合用，专用于产后完谷不化者。

50. 加味生化汤 5

组成：川芎一钱，当归二钱，杏仁十粒，桔梗四分，知母八分。

功用：温养活血，温运脾胃。

主治：产后外感风寒咳嗽及鼻塞声重者。

用法：水煎服。

方解：当归以养血活血，且通任冲二脉，川芎行气活血，取生化汤温养活血之功，加杏仁、桔梗宣降肺气，知母泻火生津润燥，诸药合用，专用于产后外感咳嗽者。

51. 加参安肺生化汤

组成：川芎一钱，人参一钱，知母一钱，桑白皮一钱，当归二钱，杏仁十粒，去皮尖，甘草四分，桔梗四分，半夏七分，橘红三分，虚人多痰，加竹沥一杯，姜汁半匙。

功用：益气宣肺化痰。

主治：治产后虚弱，旬日内外感风寒，咳嗽声重有痰，身热头痛及汗多者。

用法：水煎服。

方解：加参安肺生化汤，即生化汤去桃仁、黑姜加人参益气扶正，加知母、桑白皮、杏仁、桔梗清热宣肺止咳，加半夏，橘红理气化痰除嗽。

52. 五皮散

组成：五加皮，地骨皮，大腹皮，茯苓皮（各一钱），姜皮（一钱），枣一枚。

功用：祛风除湿，利水消肿。

主治：治产后风湿客伤脾经，气血凝滞，以致面目浮虚，四肢肿胀气喘。

用法：水煎服。

方解：五加皮祛风除湿，利水消肿。地骨皮凉血止血，清热退蒸。茯苓皮利水渗湿消肿。生姜皮宣肺和脾行水。大腹皮下气利水消肿。大枣甘以调和诸药。

53. 参归生化汤

组成：川芎一钱半，当归二钱，炙甘草五分，人参二钱，黄芪一钱半，肉桂五分，马蹄香二钱。

功用：补虚导脓，托毒外出。

主治：产后恶露流于腰臂足关节之处，或漫肿、或结块，久则肿起作痛。

用法：水煎服。

方解：此方乃生化汤去桃仁、黑姜加人参、黄芪、肉桂、马蹄香而成。"产后流注恶露，日久成肿"，日久腹中块痛已除，故无须再用桃仁之活血，漫肿疼痛、用干姜即助热，故去二味而加参、芪、肉桂、马蹄香以补虚导脓，托毒外出。

54. 养心汤

组成：炙黄芪一钱，茯神八分，川芎八分，当归二钱，麦冬一钱八分，远志八分，柏子仁一钱，人参一钱半，炙草四分，五味子十粒，姜。（一本有元肉六枚。）

功用：补气养血，宁心安神。

主治：治产后心血不定，心神不安。

用法：水煎服。

方解：其中人参、黄芪、五味子补养、收敛心气，茯神、远志、麦冬、柏子仁补心安神；当归、川芎补养心血；甘草补脾；从而养血以宁心神，健脾以资化源，神气安宁。

55. 柴胡梅连汤

组成：柴胡，前胡，黄连，乌梅（去核）各二两，共为末听用；再将猪脊骨一条，猪苦胆一个，韭菜白十根，各一寸，同捣成泥，入童便一酒盏，搅如稀糊，入药末，**再捣**，为丸如绿豆大。

功用：**除骨蒸，滋津液**。

主治：骨蒸劳热。

用法：每服三四十丸，清汤送下。如上膈热多，食后服。

方解：柴胡疏肝退热，和解少阳；前胡降气化痰，宣散风热。胡黄连清热除湿；乌梅敛肺止咳，生津止渴。猪脊骨滋补肾阴，填补精髓；猪苦胆苦寒清热；童便滋阴降火。韭菜白防诸药过凉。共奏除骨蒸，滋津液作用。

56. 保真汤

组成：黄芪六分，人参二钱，白术二钱（炒），炙草四分，川芎六分，当归二钱，天冬一钱，麦冬二钱，白芍二钱，枸杞二钱，黄连六分（炒），黄柏六分）炒，知母二钱，生地二钱，五味十粒，地骨皮六分，枣三枚，去核。（一本无麦冬、黄连。）

功用：益气补血，清热除蒸。

主治：骨蒸。

用法：水煎服。

方解：方中人参、黄芪、炒白术、炙甘草补益肺脾之气；天冬、麦冬、生地、枸杞育阴养荣，填补精血；当归、白芍、川芎以疏肝养肝；地骨皮、知母以滋阴清热；黄连、黄柏苦寒清热；五味子敛阴；大枣和中。

57. 加味大造丸

组成：人参一两，当归一两，麦冬八分，石斛八分（酒蒸），柴胡六钱，生地二两，胡连五钱，山药一两，枸杞一两，黄柏七分（炒）（一本麦冬、石斛仅作八钱，柴胡五钱，黄柏四分，酒炒。）

功用：滋阴填精，清热除蒸。

主治：治骨蒸劳热。若服清骨散、梅连丸不效服此方。

用法：先将麦冬、地黄捣烂，后入诸药同捣为丸，加蒸紫河车另捣，焙干为末，炼蜜丸。

方解：是方用紫河车血肉有情之品以补肾填精，人参补气以生精，当归补血以化精，生地、石斛、枸杞滋阴填精，山药以补肾健脾，柴胡、黄柏以清热。全方以补为主，清热为辅。阴盛则虚热自消。

58. 加味生化汤 6

组成：川芎一钱，当归三钱，黑姜五分，肉桂八分，吴萸八分，砂仁八分，炙草五分。

功用：温养活血，散寒止痛。

主治：产后胃脘痛者。

用法：水煎服。

方解：当归以养血活血，且通任冲二脉，川芎行气活血，取生化汤温养活血之功，加黑姜、肉桂、吴萸温胃散寒，砂仁行气止痛，诸药合用温养活血，温胃散寒止痛，专用于产后胃中寒致胃脘痛者。

59. 趁痛散

组成：当归一钱，甘草，黄芪，白术，独活各八分，肉桂八分，桑寄生一钱，牛膝八分，薤白五根，姜三片，水煎服。（一本无桑寄生。）

功用：养血舒筋，温经活络。

主治：腰背不能转侧，手足不能动履，或身热头痛，若误作伤寒，发表出汗，则筋脉动荡，手足发冷，变证出焉。

用法：水煎服。

方解：方中当归养血活血，黄芪、白术补气活血，独活祛风通络，桑寄生、牛膝补肾强筋通络，薤白、肉桂、生姜温阳通络。共奏养血舒筋，温经活络之效。

傅山

后世影响

傅山是中国历史上一位极具传奇色彩的学者，他生逢乱世，一生抗清，其志节为顾炎武所钦佩；他对哲学、医学、儒学、佛学、诗歌、书法、绘画、金石、武术、考据等无所不通，被誉为"学海"；他作为一代大儒，以医立世，留有《傅青主女科》等传世之作，时有"医圣"之名。傅山以其坚贞不屈的民族气节，高超精湛的医术，悲天悯人的济世情怀为世人所称颂，所怀念。

一、历代评价 🦢

（一）对其书的评价

中医妇科历史悠久，《史记·扁鹊仓公列传》记载："扁鹊过邯郸，闻贵妇人，即为带下医。"此"带下医"，即指妇科医生。说明两千多年前，中医学对妇科就有了专门的研究。经过两千多年的发展，明清时期妇科学在理论和临床上均有较大发展，傅山所著《傅青主女科》就是其中的代表。该书博采众家之长，又勇于标新立异，畅辨古人所未及言者，详细论述了经、带、胎、产四个方面的多种病证，有理有法，有论有述，既有前人经验，又有自己的独特见解，有常有变，理法方药俱全，是内容丰富的中医妇产科学名著。傅氏女科，继承了清朝以前历代医学家关于妇产科学的学说，并结合自己的临床经验，提出了很多有独特风格的学术见解。正如清代学者祁尔诚在《傅青主女科序》中说道："此书则不然，其方专为女科而设，其症则为妇女所同，带下、血崩、调经、种子，以及胎前、产后；人虽有虚、实、寒、热之分，而方则极平易精详之至。故用之当时，而后传之后世，而无不效。读徴君此书，谈症不落古人窠臼，制方不失古人准绳，用药纯和，无一峻品，辨证详明，一目了然。病重者，十剂奏功；病浅者，数服立愈。较仲景之伤寒论，方虽不同，而济世之功则一也。"顾炎武在为此书作序时说："予友傅青主先生手著《女科》……成医林不可不有之书也。"

傅山的医书理法谨严，选方精要，临床应用效验卓著，堪称是最享盛誉的女科名著之一，其中多方为《中医妇科学》引用，其妇科病中有 17 种病 23 证是以傅山方为代表方剂，可见其对后世影响之大。直至现今，仍被中医学界研究着、继承着与发展着，并在临床广泛应用。

（二）对其学的评价

《傅青主女科》十分重视中医基础理论中的脏腑学说。傅山不单是介绍女科病证的病因、病机、症候和治疗，更关键的是，能阐明女科诸多病证的生理、病理特点。

傅山注重补肾养肝。《女科》77 条条文中，与肾有关者达 40 余条；处方 83 首中，从肾论治者达 40 多首。傅山补肾之法有三：①养血生精法；②健脾生精法；③甘温益气补阳法。"女子以肝为先天"，傅山也善于调肝。调肝之要有三：①重用养血濡肝；②轻用疏肝理气；③运用肝肾同治。傅山的临证方药，具有一个重要的特点，那就是"王道"治法，即立方、遣药均注重患者的体质，轻易不用峻烈或毒性较重的药物。

同时，傅山善调奇经，重视带脉。奇经中冲、任、督、带与妇女生理病理有密切关系，在四经中，傅山尤重带脉。《傅青主女科》开篇论带下，并提出"带下俱是湿病"。

傅山重视气血理论，认为经、孕、产、乳都是从气血为本，血主濡之，气主摄之。因此《女科》十分重视调理气血：①补气以生血；②理血重生化。

他的学术思想，上承《灵枢》《素问》，旁涉诸家，尤受金元四大家及张景岳学术思想影响较深，长于临证，创见良多，自成一家。所著《傅青主女科》在学术上师古而不泥古，对妇女的生理病理有独到的见解，辨证从肝脾肾三脏立论，处方以培补气血、理脾胃为主，善调奇经，理法严谨，方药简约，为后世所推崇。实谓妇科发展史上的一棵奇葩。

（三）对其人的评价

傅山其人天资聪慧，博学多才，于子史、音韵、训诂、书法、诗赋、金石、绘画、杂剧、医道、养生、拳术、宗教等皆有精深的造诣，被时人称为"学海"，他的学问在明清之际诸大家中别具一格，在整个中国古代史上都极为罕见。

魏象枢赋诗曰："消磨岁月诗千首，寄托身名药一丸。"全面而概括地道出了傅山一生的成就。傅山的友人曾作出这样的评价："世人都知青主的字好，岂不知他的字不如诗，诗不如画，画不如医，而医又不如人。"这个评价从一个侧面描绘出了傅山德才兼蓄、医儒皆精的概貌。

傅山医术高超，戴梦熊称其"擅医之名遍山右，罔弗知者"（《傅徵君传》）。傅山去世后，社会上对他医术的评价更高，诸如"医术入神"（王士禛《池北偶谈》）。傅山的医学医术，在清代被民间广泛采用研究，《池北偶谈》《兼济堂文集》《茶余客话》《柳崖外编》等野史笔记中，都留下了傅山行医的传闻逸事。

傅山论医，最重视的是医德，强调"医王救济本旨"，并且终其一生，身体力行。张凤翔在《傅青主女科·序》中，将傅山与汉代名医张仲景加以比较说："昔人称张仲景有神思而乏高韵，故以方术名。先生（傅山）既擅高韵，又饶精思，贤者不可测如是耶？"傅山的"高韵"，体现在他高超的医论与高明的医术中，更体现在他高尚的医德里。从他行医伊始，远近病家求诊，他总是不辞劳苦闻请必赴。所开药方，常以价贱效同的药来代替。对贫病患者，他不惮跋涉，常常出诊远达二三百里之遥，以解除病者痛苦。傅山高尚的医德使他的医名在民间经久不衰，并深得群众的敬仰。

傅山还是历史上罕见的通才。思想上，他崇尚先秦诸子自由其说的个性，批判了世俗尊经轻子的思想。他说："经、子之争亦未矣，只因儒者知六经之名，遂以为子不如经之尊，习见之鄙可见。"傅山倡言子学，并身体力行，写了大量针对诸子百家的批点和评注。傅山精于音韵、训诂，他运用文字学、音韵学知识，对诸子学说研究作出了重大贡献，有些笺注，至今尚被称为睿见卓识。

艺术方面，他也表现出了惊人的才华。他是清代最出色的一位书法家，写得一手好字，自大小篆隶以下，无不精绝。赵执信在《饴山文集》中推其为当时第一。傅山的草书，远法二王，近采孙过庭、颜太师、米南公诸家，融会贯通，达到了炉火纯青的境界。关于学习书法的方法，他提出了著名的"四宁四勿"理论，即"宁拙勿巧，宁丑勿媚，宁支离勿轻滑，宁真率勿安排"。他又是一位驰名当世的丹青妙手，所作的画号称逸品。他的书画，是当时达官显贵们求之不得的珍品，极具观赏价值和收藏价值。然而生活清苦的傅山却常常将其书画赠于百姓，让他们换些银钱以救一时之急。郭沫若曾提字赞扬："青主豪迈不羁，脱略蹊径，真可谓志在千里。"

傅山好友顾炎武曾说："萧然物外，自得天机，吾不如傅青主。"近代学者梁启超在其《清代学术概论》中将傅山与顾炎武、黄宗羲、王夫之等并列为清初大师，甚为推崇。近代思想家代表人物孙中山、章炳麟也多次强调，包括傅山在内的"明末遗臣"是"耆儒硕学，著书腾说，提倡光复者""皆宜表扬，以彰潜德"。傅山作为明末清初最著名的爱国学者和启蒙思想家之一，以其学术创新精神和人道主义情怀，在理论和实践上践行了"济世"和"救时"的人生目标，不愧为"数百年来三晋文化第一人"。

二、后世发挥 🐦

（一）辨治理论对后世妇产科的影响

傅山对女科疾病的辨治理论具有其独到之处，其立论与用方，可以说无一抄袭前人，为后世妇产科的发展奠定了重要基础，直至今日仍得到广泛认可。

傅山对月经病强调肝郁对月经失调的影响，成为后世治疗月经不调遵守的重要原则之一。在其调经 14 型中，就有 11 型治不离肝，为其治疗之一大特色。同时傅山对月经不调分型之全面、详细，也是其所处时代所没有的。其中"年老经水复行""经水先后无定期"等病名，都是傅山首先提出的，并明确指出了其病机和方药，如"经水先后无定期"的病机为"肝气之郁结"，自创定经汤以舒肝肾之气。直到现在，在中医妇科教材中，关于月经不调病仍多采用其分型。

傅山依据妇女不同时期、不同病因，将崩漏详细分为七型，并且立方 8首，立意新颖独到，易懂实用。其中，将血崩分为老、中、少三期论治为其所首创，与现代医学将功血分为青春期功血、生育期功血、更年期功血相对照，有许多相近之处，对当今临床诊治有着极高的实用价值。

傅山对带下病形成的机理不沿袭旧说，而是自创五带病因说，体现了脏腑、经络病机在妇科中的灵活应用。具体症状具体分析，并分别立法，合理配伍立方，并且五种带下均创制了相应的治法，后世治五带的方药多以此为首选，在临床上反复验证而经久不衰。

对于产后病，傅山认为："凡病起于血气之衰，脾胃之虚，而产后尤甚。"妇人由于产时用力、产创、产后出血、恶露不绝等因素均可耗伤气血、津液，虽产后病表现各不相同，但治疗"必大补气血为先"，为产后病治疗之要领。这一主张为后世医家所推崇，如晚清医家潘蔚，江苏吴县人，对傅山的培补气血、重视脾胃的学术思想大力提倡，而且做了进一步的补充。如其在女科专著《女科要略》中所云："虽曰心生血，肝藏血，冲任督三脉皆为血海，为月信之原，而其统主则惟脾胃。脾胃和，则血自生，谓生于水谷之精气也。"强调治疗上重视脾胃，多给与六君子汤、归脾汤、平胃散等方剂加减治疗，使产后病以补虚为主治疗的理论更加完善。

（二）所创方剂在临床上的应用和发挥

傅山不仅在理论上对中医妇科予以继承和创新，更是创造了许多卓有成效的妇科良方，一向为后世医家所赞道和推崇。如完带汤、易黄汤、清经散、两地汤、调肝汤、定经汤、固本止崩汤、养精种玉汤、生化汤等等，很多都成为临床治疗的首选方剂。有些还被后世医家加减化裁，扩大适用范围，比如傅山治疗年老血崩，用当归补血汤加味，方中以黄芪、当归益气摄血，三七根止血，配以桑叶以滋肾阴。张锡纯所著《医学衷中参西录》中，记载了张氏用此方加味治疗产后下血。现代对傅山的方剂应用更为广泛。《中国医学百科全书》中之《中医妇科学》分册，从一百多种书（方）中援引了383张方，其中《傅青主女科》45首、《景岳全书》31首、《和剂局方》25首、《医宗金鉴》22首，可见《女科》一书所载方的实用价值远远超过了其他著作。在中医药高等院校五版教材《中医妇科学》（罗元恺主编）中，书末"方剂索引"159首，其中选自《傅青主女科》19首为最多，约占总数的八分之一。由此足见《女科》在现代中医妇科学中的地位。在临床运用发挥上，某些方剂不仅仅用于本病本证，往往也用于妇科中他病的治疗，并可被用于非妇科疾病的治疗。

（三）当代医家对其理论的阐述和发挥

《傅青主女科》是中医妇科发展史上经久不衰的一部经典著作，众多的后世医家对其理论进行了进一步阐述和发挥，在临床上付诸实践，在实践中加以总结和发展，故在此对一些医家的学术思想的继承发展和运用作了总结，以启发后学。

1. 岳美中

岳美中先生认为，该书强调扶持人体正气，重视脾肾，对于脾胃，既照顾脾阴，又注意胃阳，用药阴阳两顾。如对于妇科郁证的治疗，以往多用疏肝理气、芳香解郁之法，而傅氏则采用育阴养血、益气健脾法治疗。用药多以扶正为主，慎用芳燥，且在用量上，重扶正而轻疏泄，如此既补而不滞，又达到了调和脾胃，理气解郁的目的，实为良法，也是傅山重脾胃扶正气的心传。

此外，"读傅氏书，须知最大创造发明之处就在他的方剂。这是他几十年临床诊病，经过时间总结出来的经验，万勿忽略"。如对于生化汤的运用，岳美中先生认为其用于产后恶露有神效，该方桃仁、炮姜、肉桂皆是温热药，用于产后引血归经，尤以初产妇用之最好。对于完带汤，岳美中先生的体会是："若妇女 30 岁以后，白带多而不孕，少腹疼痛属寒性者，可先服少腹逐瘀汤以散寒祛瘀，继之，再服完带汤，以治愈白带，方有种子孕育之希望。"

傅山尤精于药，在《女科》诸方中，凡用补养强壮之药则往往量大，如白术、山药、熟地、黄芪等，极量可至二两，而升提开破之药则往往量少，此等处皆为人们所不敢为。"盖傅山亲自采药卖药，对于药性能了然胸中，分量轻重自能权衡在手，实是匠心独运"。

2. 黄绳武

黄绳武先生对妇科病的辨证，以脏腑气血并结合冲任为中心，突出肝脾肾，尤其是肾。认为肾是五脏中唯一主生殖的脏器，肾的强弱盛衰与妇科有密切的关系。故在治疗肝脾肾时，常需调补肾阴肾阳，或兼顾到肾，或从肾论治。治疗妇科病的组方用药也多从这三脏入手。

治妊娠病多从脾肾，调经种子则重肝肾。如论述傅山治疗身瘦不孕的养精种玉汤说："此方妙在去川芎之辛散耗精，而易山萸肉滋养肝肾以填精血。一味药的变化，整个方义就变了，重在养血保精。"黄老认为在《女科》中，傅山把肾在妇科中的生理、病理作用提高到极其重要的地位，其重肾补肾的观点及其方药对后世认识和治疗妇科疾病有很大的指导意义。

3. 钱伯煊

钱伯煊先生认为，临床所见不孕症，除器质性病变外，大都有月经不调史，经过治疗，月经周期调整后，不孕的妇女多有受孕的可能，因此，调理月经就成为治疗不孕症的关键。钱伯煊先生治疗不孕症归纳为六种证型，其中，血虚证病因多由于肝藏血少，冲任失养，遂致胞宫虚弱，未能摄精受孕。临床表现为面色苍黄，头晕目眩，心悸少寐，月经量少，舌质淡，脉象细软。治疗当以养血滋肝之法。方选《傅青主女科》养精种玉汤加味。

4. 何任

何任先生治疗带下病，以健脾胃稍佐疏肝为常法。盖初病多由脾虚湿盛，积久则湿郁化热，其兼痰者亦多为湿化。如单纯白带，或兼便溏足软者，均以完带汤为主加减。如湿热偏甚，带下色黄，兼有秽气则宜泻其湿热，易黄汤为基本方。据临床所见，确如傅氏所说："本方不独治黄带也，凡有带病者均可治之。"

妊娠诸病之治疗皆应着重养胎、安胎，而恶阻重剧者尤须注意，顺肝益气汤为常用方。唯妊娠恶阻多见有形寒，故用苏梗易苏子，以黄芩易归、地，去茯苓酌加姜竹茹、姜半夏、生姜。此兼采《金匮要略》橘皮汤、橘皮竹茹汤之意，效果显著。

5. 路志正

路志正先生认为，诊治妇人须重视带证，俗云"十女九带"，带下是妇科常见病和多发病。但本症易为病者所隐或为医者所忽，傅山将带下列为上卷之首，其用心诚为良苦。

带下病以白带和黄带为多见，白带多因脾虚湿盛，肝郁不舒，带脉不固所致，路志正先生常以完带汤加减，该方健脾益气，疏肝解郁，祛湿止带，补散得宜，升降有序，是治白带的首选。由于人之禀赋不同，脏腑阴阳盛衰之异，而有从阳化热，从阴化寒之变，对湿蕴化热者，常加椿根皮以清热燥湿，加生龙牡益肾止带。黄带多责之湿热，傅山易黄汤堪可选用。路志正先生临床每合以二妙散，加薏仁、川楝子、生牡蛎等，以加强燥脾祛湿，清热止带之功。如带下色赤者，除用清肝止淋汤外，更加鸡冠花以凉血清热，则赤带迅速控制。

对于崩漏，一般认为在治则上皆根据标本缓急以塞流、澄源、复旧三法为治。认为："傅氏则按寒热虚实，从根本上以治疗，补阴益气为主，慎用固涩之品，体现了治病求本的原则，用于临床确有良效。"傅山所说"世人一见血崩，往往用止涩之品，虽亦能取效一时，但不用补阴之药，则虚火易于冲击，恐随止随发，以致终年累月不能痊愈者有之……必须于补阴之中行止崩之法"确是经验之谈。

此外路志正先生特别强调产后一般属虚之外，还有恶露瘀滞的一面应予注意。"凡病起于血气之衰，脾胃之虚，而产后尤甚。"因此耗气破血之剂、汗吐泄下之法均不宜于胎产而应审慎。所以主张产后用生化汤，以祛瘀生新，温经止痛，从而减少了产后合并症的发生。

综上所述，傅山是一位杰出的中医学家。在钻研了《黄帝内经》的基础上，坚持整体恒动观，强调辨证论治，将藏象学说纳入五行学说框架内，密切结合临床实际，对众多病证的机理作了深入浅出的阐释。尤其针对妇科的特点，结合自己的临床经验，进一步阐发了肝脾肾在妇科生理、病理上的重要作用。其所著《傅青主女科》一书，辨证宗肝脾肾立论，理法方药独有建树，善用补法而多有创新，制方用药独特又见新义，用药纯和平正，注重炮制，精简实用，正所谓"谈症不落古人窠臼，制方不失古人准绳"。其学术思想独树一帜，丰富了祖国医学宝库，对中医妇科学的继承和发展做出了重大的贡献，对后世产生了深远的影响。

傅山

参考文献

［1］清·傅山. 傅青主医学［M］. 北京：学苑出版社 .2001.

［2］清·傅山. 傅青主女科［M］. 北京：人民卫生出版社 .2006.

［3］清·傅山. 陈批霜红龛集［M］. 太原：山西古籍出版社 .2007.

［4］清·傅山. 傅青主男女科［M］. 北京：学苑出版社 .2009.

［5］清·傅山. 大小诸证方［M］. 北京：学苑出版社 .2009.

［6］清·傅山. 傅青主女科［M］. 北京：中国医药科技出版社 .2011.

［7］中医研究院主编. 岳美中医话集［M］. 北京：人民卫生出版社，1978.

［8］黄绳武. 傅青主女科评论［M］. 武汉：湖北科学技术出版社，1985.

［9］郝树侯. 傅山传［M］. 太原：山西教育出版社 .1992.

［10］谢孟志. 傅青主女科发挥［M］. 北京：中国医药出版社，1994.

［11］雷载权. 中药学［M］. 上海：上海科学技术出版社，1995.

［12］夏洪生. 北方医话［M］. 北京：北京科技出版社，1996.

［13］马宝璋. 中医妇科学［M］. 上海：上海科学技术出版社，2003.

［14］陈士铎. 本草秘录［M］. 太原：山西科学技术出版社，2006.

［15］赵宝琴. 傅山纪念文集［M］. 太原：山西人民出版社 .2007.

［16］张文红，王玉荣，冯明. 傅山女科临证运用［M］. 太原：山西科学技术出版社，2009.

［17］路志正. 路志正医林集腋［M］. 北京：人民卫生出版社，2009.

［18］夏桂成. 略论《傅青主女科·妊娠小产门》的扶正观及临床应用［J］. 山西中医，1981，5（5）：6-8.

［19］张海瀛. 傅山的斗争经历与启蒙思想［J］. 晋阳学刊，1984，（6）：28-35.

［20］谢兴尧，柯愈春. 清入关后傅山的活动与交游［J］. 晋阳学刊，1985，

（1）：70–77+55.

［21］张谦.《傅山医学手稿》真伪辨——与何高民先生商榷［J］.中医药研究杂志，1985，（Z1）：3–6.

［22］郝智.《傅青主女科》后附"产后编"非傅氏医著［J］.中医杂志，1985，（1）：80.

［23］岑贤安.傅山反封建的民主主义思想［J］.学术论坛，1988，（1）：27–31.

［24］梁媞如.傅山的道家思想和《傅氏女科》［J］.中医药研究，1989，（2）：39–41.

［25］尹协理.傅山甲申前后的诗作与思想变迁［J］.晋阳学刊，1990，（3）：28–36.

［26］边涛华.傅山医学观述评（上）——读《霜红龛集》札记［J］.山西中医，1990，（1）：28–30.

［27］边涛华.傅山医学观述评（下）——读《霜红龛集》札记［J］.山西中医，1990，（2）：46–49.

［28］刘幽苹.《傅青主女科·妊娠篇》读后［J］.浙江中医学院学报，1990，14（2）：44–45.

［29］梁媞如，李璟瑛.道家思想对傅山医学的影响［J］.山西中医，1993，（3）：28–29.

［30］尹协理.傅山与学者名士交游考［J］.三晋文化研究论丛，1994，（0）：106–150.

［31］王光辉，薛俊宏.近年来傅山及其《傅青主女科》研究述评［J］.贵阳中医学院学报，1995，17（1）：13–15.

［32］杜繁荣.《傅青主女科·调经》证治特点初探［J］.山西中医，1996，12（3）：28–29.

［33］张烨.《傅青主女科》治难产法浅析［J］.山西中医，1996，12（6）：

27-28.

［34］洪宇.两位经学大师的友谊佳话——傅青主拜访孙奇逢［J］.沧桑，
　　　1997，（2）：27-28.

［35］何言."右玄"生日所推之年非傅山生年［J］.晋阳学刊，1997，（2）：9.

［36］李之鉴.傅山和孙夏峰［J］.周口师专学报，1997，（S4）：41-45.

［37］赵克诚.傅山名号知多少［J］.沧桑，1998，（2）：7.

［38］郑其昌.《傅青主女科》对鬼胎的辨识与治疗［J］.湖南中医学院学报，
　　　1998，18（1）：22.

［39］赵方平，殷桃花.舒肝法在《傅青主女科》中的应用［J］.甘肃中医，
　　　2000，（2）：43-44.

［40］杨润平.傅山与魏象枢的交往［J］.张家口职业技术学院学报，2001，
　　　（4）：13-16.

［41］付灵梅，王若光，尤昭玲.《傅青主女科》解郁思想及对白芍运用分
　　　析［J］.中医研究，2003，16（1）：7-9.

［42］付灵梅，王若光，尤昭玲.《傅青主女科》解郁思想及对白芍运用分
　　　析［J］.中医研究，2003，16（1）：7-9.

［43］郑春霞.傅青主"生化汤"探析［J］.中医研究，2003，6，16（3）：8.

［44］马红霞，尤昭玲，王若光.《傅青主女科》配伍组方特色浅析［J］.中
　　　医药学刊，2003，21（4）：549.

［45］王冬梅.崩漏文献及方药证治规律研究［D］.山东中医药大学，2003.

［46］段祖珍，尤昭玲.《傅青主女科》产后病论治特色探析［J］.中医药学
　　　刊，2004，22（3）：505.

［47］陈怀敏，尤昭玲.试析《傅青主女科》解郁法的特色［J］.中医药导
　　　报，2005，11（9）：4-5.

［48］邓蕊.傅山的医学观与医学主意实践［J］.中国医学主义伦理学，

2006（5）：121-124.

［49］邓蕊.傅山的医学观与医学主意实践［J］.中国医学主义伦理学，
2006（5）：121-124.

［50］尹香花.《傅青主女科》文献研究及导师对其临床运用总结［D］.湖
南中医药大学，2007.

［51］尹香花.《傅青主女科》文献研究及导师对其临床运用总结［D］.湖
南中医药大学，2007.

［52］彭思苗.《傅青主女科》的治肝解郁法［J］.光明中医，2007，22（2）：
9-11.

［53］梁洁莎.《傅青主女科·种子》学术思想浅谈［J］.国医论坛，2007，
22（2）：16.

［54］张琢.《傅青主女科》从肝论治妇科疾病特色探讨［J］.山西中医，2007，
23（3）：45-46.

［55］王敏，王丽.《傅青主女科》学术思想探讨［J］.光明中医，2007，22
（6）：5-7.

［56］尹协理.傅山生年生月生日考［J］.晋阳学刊，2007，（2）：26-28.

［57］卫洪平.傅山的"朱衣"［J］.前进，2007，（10）：56.

［58］刘慧.傅山与博学鸿儒科［J］.现代语文，2007，（12）：43-44.

［59］沈华，王象礼，赵怀舟.傅山医著源流考［J］.山西中医，2007，（2）：
44-46.

［60］钱超尘.傅山《霜红龛集》医事录［J］.山西中医，2007，（6）：46-49.

［61］魏宗禹.傅山：太原的贤哲［J］.中国文化遗产，2008，（1）：119-122.

［62］张玲，沈华.傅山医著源流考——《手稿》《女科》及《辨证录》的渊
源关系［J］.光明中医，2008，（11）：1647-1648.

［63］王小芸，赵怀舟.傅山批注《黄帝内经》的发现及其意义［J］.山西

中医，2008，（10）：29-30.

［64］王象礼. 傅山道教医学著述考［J］. 山西中医，2008，（3）：35-37.

［65］秦文敏. 反复自然流产的古今文献及方药证治规律研究［D］. 广州中
医药大学，2009.

［66］刘伟伟. 不孕症中医古代文献和近五年治疗研究概况［D］. 山东中医
药大学，2009.

［67］韩延华，韩延博，冯华.《傅青主女科》对中医妇科临床的贡献［A］.
中华中医药学会（China Association of Chinese Medicine）. 第九次全国
中医妇科学术大会论文集［C］. 中华中医药学会（China Association
of Chinese Medicine），2009：4.

［68］陈献瑞. 傅山籍贯漫议［N］. 忻州日报，2009-12-20（3）.

［69］尧阳. 傅山傅眉：父子双璧［J］. 先锋队，2010，（7）：58-59.

［70］郭晖. 傅山与顾炎武友缘探析［J］. 沧桑，2010，（6）：130-131.

［71］魏宗禹. 清初傅山和陈廷敬对晋学的贡献［A］. 三晋文化研究会.2010
年三晋文化研讨会论文集［C］. 三晋文化研究会，2010：11.

［72］罗嘉纯. 不孕症的古代文献及方剂药物组成规律的研究［D］. 广州中
医药大学，2010.

［73］李文林. 傅山名、字、别号考［J］. 文史月刊，2011，（3）：77.

［74］卫云英. 儒医傅山的苦学之路［A］. 中华中医药学会医古文分会. 中
华中医药学会医古文分会成立30周年暨第二十次学术交流会论文集
［C］. 中华中医药学会医古文分会，2011：6.

［75］马丽娜，沈国喜. 历代对鬼胎的认识［J］. 河南中医，2011，31（9）：
1073.

［76］周蓉. 略论傅山的医学业绩与重要贡献［J］. 山西中医，2011，（9）：
34-35.

［77］钱超尘. 傅山医事考略［J］. 中医文献杂志，2011，（3）：46-51.

［78］钱超尘，姜燕，赵怀舟. 傅山手批《内经》启秘（待续）——批注时间和流传统绪［J］. 山西中医，2012，（1）：42-45.

［79］钱超尘，姜燕，赵怀舟. 傅山手批《内经》启秘（续1）——总体形制和内容指要［J］. 山西中医，2012，（2）：45-48.

［80］钱超尘，姜燕，赵怀舟. 傅山手批《内经》启秘（续完）——训诂句读和医理评说［J］. 山西中医，2012，（3）：36-38.

［81］周媚. 带下病历代文献及方药证治规律［D］. 广州中医药大学，2012.

［82］刘丽，王贺，齐智慧，等. 傅青主论治带下病浅谈［J］. 新中医，2013，45（3）：190-191.

［83］王娜，刘宝琴，王道坤. 傅青主论治产后病重气血特色［J］. 新中医，2013，45（7）：185-187.

［84］周蓉，薛芳芸，杨继红，等. 略论傅山的才学及从医缘由［J］. 山西中医，2013，（5）：37-38.

汉晋唐医家（6名）

张仲景　王叔和　皇甫谧　杨上善　孙思邈　王　冰

宋金元医家（18名）

钱　乙　成无己　许叔微　刘　昉　刘完素　张元素

陈无择　张子和　李东垣　陈自明　严用和　王好古

杨士瀛　罗天益　王　珪　危亦林　朱丹溪　滑　寿

明代医家（25名）

楼　英　戴思恭　王　履　刘　纯　虞　抟　王　纶

汪　机　马　莳　薛　己　万密斋　周慎斋　李时珍

徐春甫　李　梴　龚廷贤　杨继洲　孙一奎　缪希雍

王肯堂　武之望　吴　崑　陈实功　张景岳　吴有性

李中梓

清代医家（46名）

喻　昌　傅　山　汪　昂　张志聪　张　璐　陈士铎

冯兆张　薛　雪　程国彭　李用粹　叶天士　王维德

王清任　柯　琴　尤在泾　徐灵胎　何梦瑶　吴　澄

黄庭镜　黄元御　顾世澄　高士宗　沈金鳌　赵学敏

黄宫绣　郑梅涧　俞根初　陈修园　高秉钧　吴鞠通

林珮琴　章虚谷　邹　澍　王旭高　费伯雄　吴师机

王孟英　石寿棠　陆懋修　马培之　郑钦安　雷　丰

柳宝诒　张聿青　唐容川　周学海

民国医家（7名）

张锡纯　何廉臣　陈伯坛　丁甘仁　曹颖甫　张山雷

恽铁樵